Die Sirtfood Diät

Gesund Leben

Inhaltsverzeichnis

Vorwort

Ich habe diese Diät vor einiger Zeit kennengelernt, noch lange bevor die Sängerin Adele mit der Sirtfood Diät 45 Kilogramm abgenommen hat und so für diesen Hype um diese Diät erzeugt hatte. Bereits vor einigen Jahren habe ich für Freunde Ernährungspläne nach diesem Prinzip erstellt, da mich das Prinzip und die Nutzung des Enzyms Sirtuin fasziniert hatte. Da ich die raschen und vor allem anhaltenden Erfolge meiner Freunde beobachten konnte und auch erlebte, wie glücklich diese mit ihrer neuen Lebensform waren und immer noch sind, wollte ich nun auch für dich meine besten Rezepte aufschreiben, um auch dir den Einstieg in die Sirtfood Diät zu erleichtern. Meiner Ansicht nach kommt es nämlich immer auf die Rezepte an. Eine Diät kann noch so wirksam sein, wenn die Mahlzeiten nicht schmecken oder die Rezepte zu kompliziert nachzukochen sind, dann sinkt auch die Erfolgsquote der Diät. Ich hoffe dir schmecken meine Rezepte und du hast viel Spaß und Erfolg beim Umsetzen der Sirtfood Diät.

Wie funktioniert diese Diät?

Die Sirtfood Diät ist in verschiedene Teiletappen eingeteilt. Man spricht hier zwischen 3 und 5 Etappen, je nachdem, wie man diese Diät umsetzt und verfolgt. Ich werde im Kapitel über die Etappen sämtliche Phasen vorstellen und du entscheidest selbst, wie du diese verfolgst. Ich habe dir im Anschluss an die Rezepte einen Plan für deine ersten 30 Tage vorbereitet. Danach kannst du nach deinem eigenen Gefühl und Bedürfnis weitermachen. Wichtig ist jedoch, dass du die ersten drei Tage absolut konsequent einhältst. Auf diesen drei Tagen ist die gesamte Diät aufgebaut. Wenn du bereits hierbei einen Einbruch hast, beginne lieber noch einmal von vorne. Diese drei Tage sind wichtig um deinen Stoffwechsel umzuprogrammieren und deinen Körper auf die neue Ernährung vorzubereiten. Und: es sind nur drei Tage, also halt diese durch, wenn du ernsthaft und vor allem dauerhaft abnehmen willst.

Wie wird die Sirtfood Diät umgesetzt?

Je nach Etappen nimmst du bei der Sirtfood Diät eine gewisse Anzahl an Säften, Smoothies und Mahlzeiten zu dir. Zudem musst du auf die maximale Kalorienzufuhr achten. Auch diese ist in den unterschiedlichen Etappen verschieden hoch. Zudem stehen bei der Sirtfood Diät nur gewisse Lebensmittel auf dem Speiseplan – eben jene, die besonders viel Sirtuin enthalten. Dieses Protein sorgt dafür, dass dein Stoffwechsel ordentlich arbeitet, auf Touren kommt und dein Fettverbrennung richtig arbeitet. Zudem schützt dieses Sirtuin auch vor dem Zellverfall. Du wirst nach kurzer Zeit bemerken, dass auch deine Haut bedeutend schöner und straffer wird und du dich insgesamt vitaler und energiegeladener fühlst.

Welche Lebensmittel darf ich bei der Sirtfood Diät verwenden?

Die Gewürze der Sirtfood Diät sind: Chili, Koriander, Petersilie, Liebstöckel, Kurkuma, Zimt, Nelkenpulver, Ingwer und Kapern.

Quinoa und Buchweizen, aber auch Vollkorn-Haferflocken sind deine erlaubten Sättigungsbeilagen.

Gemüsesorten für die Diät sind: Rucola, Kresse, Spinat, Radicchio, Brokkoli, Grünkohl, Staudensellerie, Schalotten, Chicoree, rote Zwiebel, Wirsing und Oliven.

Obst welches reich an Sirtuin ist: Blaubeeren, Erdbeeren, Bananen, Datteln, Granatäpfel, Äpfel, Zitronen, Johannisbeeren, Birnen, Orangen, Limetten, Avocados und Mandarinen.

Bei den Nüssen greifst du zu Walnüsse und Erdnüsse.
Olivenöl und alle Omega 3 Öle wie Reis Bran Öl, Fischöl oder Kokosöl werden zum Kochen verwendet.

Seefisch oder Lachs, Meeresfrüchte und auch Räucherlachs sind ebenso erlaubt wie Huhn, Pute, mageres Lamm oder mageres Rindfleisch. Wichtig ist, dass du auf die Kalorien achtest und vielleicht auch nicht jeden Tag Fleisch isst. Auf Schweinefleisch, fettes Fleisch und Gepökeltes, sowie auf Wurst und Speck solltest du bei der Sirtfood Diät verzichten.

Auch Soja, Tofu und Tempeh sind bei der Sirtfood Diät erlaubt. Hochprozentige Schokolade mit einem Kakaoanteil von mindestens 85% darfst du ebenfalls essen. Auch das Glas Rotwein ist erlaubt, du sollst jedoch nicht öfter als zweimal pro Woche trinken – und jeweils wirklich nur ein Glas, da der Alkohol den Stoffwechsel verlangsamt.

Japanischen Misopaste wird zum würzen verwendet. Du kannst damit Brühe zubereiten und deine Gerichte abschmecken. Xylit, Honig, Ahornsirup oder Kokosblütenzucker verwendest du zum Süßen von Tee, Kaffee und Süßspeisen.

Die Etappen der Sirtfood Diät

Beginne die Sirtfood Diät mit der 3-tägigen Entschlackungskur. Dies ist ein absolutes Muss für einen guten Einstieg in diese Diät. An diesen drei Tagen trinkst du drei Smoothies oder Säfte und isst eine Mahlzeit. Der gesamte Kaslorienumsatz darf jedoch 1.000 Kalorien nicht übersteigen.

In der zweiten Etappe nimmst du 1.500 Kalorien zu dir. Diese Etappe dauert je nach eigenen Wünschen eine bis drei Wochen. Du sollst dich während dieser Etappe deinem Wunschgewicht ziemlich genau nähern. Die Kalorien dieser Tage sind auf zwei Smoothies oder Säfte und auf zwei Sirtfood Mahlzeiten aufgeteilt.

In Phase drei trinkst du nur mehr einen Smoothie oder einen Saft pro Tag und isst drei Mahlzeiten aus der Sirtfood Liste. Wenn du dein Wunschgewicht bereits erreicht hast, kannst du mit den Kalorien etwas lockerer sein. Hast du noch einiges vor abzunehmen, sollten sich deine Kalorien wieder zwischen 1.000 und 1.500 Kalorien täglich einpendeln.

Phase vier ist die Erhaltungsphase. Du hast nun dein Ziel erreicht und isst hin und wieder auch ungesunde Lebensmittel. Damit du aber dein erreichtes Gewicht halten kannst, solltest du mindestens einmal pro Woche einen Sirtfood Tag einlegen. Am besten wäre ein Tag aus Phase eins oder zwei.

Phase fünf ist jene, in der du vermehrt Sport in deinen Alltag einbaust. Du sollst nun beginnen wöchentlich mindestens drei Sporteinheiten in deinen Alltag aufzunehmen. Die Etappe 5 ist eigentlich keine eigene Etappe, da du damit bereits ab Phase drei beginnen kannst.

Wenn du alles konsequent einhältst, solltest du während der ersten drei Tage um die drei Kilo abnehmen und in Etappe zwei und drei deinem Wunschgewicht sehr nahe kommen. Es kommt natürlich auch immer darauf an, wieviel Übergewicht du hast und wie beschädigt dein Stoffwechsel bereits ist.

111 Sirtfood Diät Rezepte

Frühstück, Smoothies und Säfte

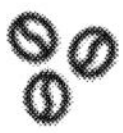

Kichererbsen Hummus mit Staudensellerie

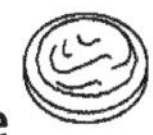

Kalorien: 201,5 kcal | Eiweiß: 7,7 Gramm | Fett: 11,6 Gramm | Kohlenhydrate: 15,1 Gramm

Zutaten für eine Person:

80 Gramm Kichererbsen küchenfertig aus der Dose | 1/2 Zehe Knoblauch | 1 dünne Scheibe Ingwer | 1 TL Tahini | 1 TL Kräuterfrischkäse | 1 Stängel Koriander | eine Messerspitze Chilipulver | 1 TL Zitronensaft | 1 TL Olivenöl | 1 Stange Stangensellerie geschält

Zubereitung:

Die Kichererbsen mit dem Knoblauch, dem Inger, der Tahinipaste, dem Frischkäse und dem Koriander in den Mixer oder die Küchenmaschine geben. Mit Chili und Zitronensaft abschmecken und anrichten. Mit etwas Olivenöl beträufeln und mit Stangensellerie dippen. Du kannst den Hummus auch als Aufstrich für Eiweißbrot verwenden, wenn du mehr Kalorien zur Verfügung hast.

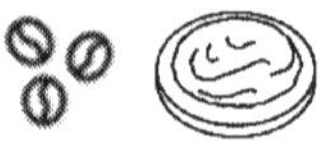

Linsen Hummus mit Möhren

Kalorien: 194,1 kcal | Eiweiß: 12,5 Gramm | Fett: 1,8 Gramm | Kohlenhydrate: 30,7 Gramm

Zutaten für eine Person:

80 Gramm rote Linsen gekocht oder aus der Dose | 1/2 cm Ingwer | 1 TL Ajvar | 1 Salbeiblatt | 1 Stängel Petersilie | 1 EL Joghurt | Salz | Pfeffer | eine Prise Kreuzkümmel gemahlen | 1/4 gelbe Möhre | 1/4 violette Möhre

Zubereitung:

Die Linsen mit dem Ingwer, dem Ajvar, dem Salbei, der Petersilie und dem Joghurt in den Mixer oder die Küchenmaschine geben. Zu einem Brei pürieren und mit Salz, Pfeffer und Kümmel abschmecken. Anrichten und die Möhren in kleine Stücke schneiden, den Hummus mit den Möhren dippen. Du kannst den Hummus natürlich auch mit anderen Gemüsesorten dippen. Auch Gurken eignen sich immer hervorragend dafür.

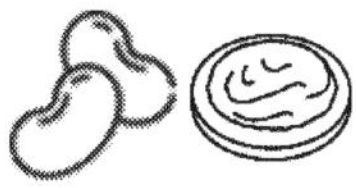

Bohnen Hummus mit Kohlrabi

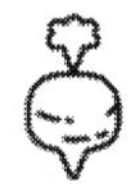

Kalorien: 172,1 kcal | Eiweiß: 8,5 Gramm | Fett: 6,5 Gramm | Kohlenhydrate: 18,7 Gramm

Zutaten für eine Person:

80 Gramm schwarzen Bohnen gegart oder aus der Dose | Saft einer halben Bio Zitrone | 1 Zehe Knoblauch | 1 Scheibe Ingwer | 1 TL Tahini | 1/4 TL Bohnenkraut | eine Prise Süßholz gemahlen | Salz | Pfeffer | eine Messerspitze Kreuzkümmel gemahlen | 1 TL Olivenöl | 80 Gramm Kohlrabi

Zubereitung:

Die Bohnen mit dem Zitronensaft, dem Knoblauch, dem Ingwer, der Tahinipaste und dem Bohnenkraut in den Mixer oder die Küchenmaschine geben. Mit gemahlenem Süßholz, Salz, Pfeffer und Kümmel abschmecken und anrichten. Mit dem Olivenöl beträufeln und den Kohlrabi in Stifte schneiden. Den Hummus mit dem Kohlrabi dippen. Wenn du es schärfer magst, kannst du den Hummus auch mit Chili oder Cayenne Pfeffer würzen, diese Gewürze regen den Stoffwechsel zusätzlich an.

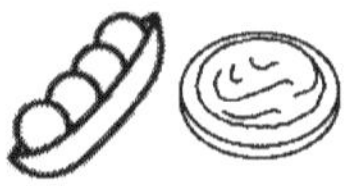

Sojabohnen Hummus mit Tomaten

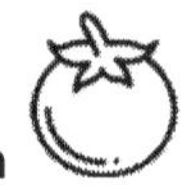

Kalorien: 135,4 kcal | Eiweiß: 8,1 Gramm | Fett: 8,4 Gramm | Kohlenhydrate: 5,8 Gramm

Zutaten für eine Person:

80 Gramm Edamame gekocht oder Sojabohnen gekocht | 1 kleine Zehe Knoblauch | 1 Scheibe Ingwer | eine Messerspitze Paprikapulver scharf | 1 TL Sesam | 1 Chili | etwa Oregano | Salz | Pfeffer | 1 EL Olivenöl | 1 grüne Tomate

Zubereitung:

Die Bohnen zusammen mit dem Knoblauch und dem Ingwer in den Mixer oder in die Küchenmaschine geben und zu einer feinen Paste pürieren. Mit scharfe, Paprikapulver würzen und Sesam und dein gehackte Chili einrühren. Mit Oregano, Salz und Pfeffer verfeinern und anrichten. Mit etwas Olivenöl beträufeln. Die Tomate in Scheiben schneiden und mit der Paste bestreichen. Du kannst anstatt Olivenöl auch Walnussöl oder Sesamöl verwenden.

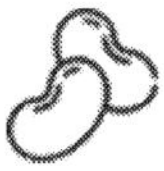

Dicke Bohnen mit Dattel als süßer Hummus

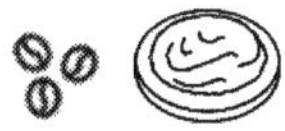

Kalorien: 182,9 kcal | Eiweiß: 8 Gramm | Fett: 5,5 Gramm | Kohlenhydrate: 24,1 Gramm

Zutaten für eine Person:

40 Gramm dicke Bohnen aus der Dose | 2 getrocknete Datteln ohne Stein | 1 EL Frischkäse | 1 EL Joghurt | 1 EL Zitronensaft | eine Messerspitze Zitronenabrieb | 1 EL geröstet Erdnüsse gehackt | Minze zum Garnieren

Zubereitung:

Die dicken Bohnen und die Datteln zusammen mit dem Frischkäse, dem Joghurt, dem Zitronensaft, dem Abrieb der Zitrone und den gerösteten Erdnüssen in den Mixer oder die Küchenmaschine geben. Zu einer sämigen Paste pürieren. Anrichten, mit der Minze garnieren und löffeln. Dieser Aufstrich eignet sich auch hervorragend als Dessert oder als süßer Brotaufstrich. Er ist eine tolle und gesunde Alternative zu Nutella, Marmelade und Erdnussbutter.

Beerenteller

Kalorien: 79,5 kcal | Eiweiß: 2,2 Gramm | Fett: 1 Gramm | Kohlenhydrate: 15 Gramm

Zutaten für eine Person:

3 Erdbeeren | 30 Gramm Blaubeeren | 20 Gramm Brombeeren | 20 Gramm rote Johannisbeeren | 1 EL Joghurt | Spritzer Limettensaft | eine Messerspitze Ingwer gerieben

Zubereitung:

Die Erdbeeren vierteln und zusammen mit den restlichen Beeren, dem Joghurt, dem Limettensaft und dem Ingwer vermengen. Beeren sind ein sehr gesundes und lecker leichtes Frühstück. Du kannst die Beeren auch wunderbar in der Jausenbox mit zur Arbeit nehmen und in der Pause snacken.

Ananas, Staudensellerie und Kohlrabi

Kalorien: 150,5 kcal | Eiweiß: 4,9 Gramm | Fett: 0,7 Gramm | Kohlenhydrate: 30,1 Gramm

Zutaten für eine Person:

200 Gramm Ananas geschält | 1 Stangen Stangensellerie | 1 cm Ingwer | 150 Gramm Kohlrabi geschält | eine Prise Chilipulver zum Garnieren

Zubereitung:

Die Ananas und den Stangensellerie klein schneiden. Den Ingwer reiben und den Kohlrabi würfeln. Alles vermengen und mit Chili abschmecken. Du kannst auch dieses Frühstück wunderbar mit zur Arbeit nehmen.

Scharfer Tomatensalat

Kalorien: 52,1 kcal | Eiweiß: 1,5 Gramm | Fett: 2,8 Gramm | Kohlenhydrate: 4,8 Gramm

Zutaten für eine Person:

50 Gramm rote Kirschtomaten | 50 Gramm gelbe Kirschtomaten | 1 Schalotten | eine Messerspitze Ingwer gerieben | 1 EL Koriander gehackt | 1 Chili | 1 EL Zitronensaft | 1 TL Olivenöl | Salz | Zitronenpfeffer

Zubereitung:

Die Kirschtomaten halbieren oder vierteln und die Schalotte fein hacken. Alles zusammen mit dem Ingwer und dem gehackten Koriander vermengen. Die Chili ebenfalls klein schneiden und untermengen. Den Salat mit Zitronensaft, Olivenöl, Salz und Zitronenpfeffer abschmecken. Du kannst diesen Salat als spätes Frühstück genießen, aber auch mit zur Arbeit nehmen. Wenn du noch viele Kalorien übrig hast, kannst du diesen Salat auch als Beilagensalat zu deinem Hauptgang oder Abendessen verwenden.

Buchweizen Porridge süß

Kalorien: 174,2 kcal | Eiweiß: 3,3 Gramm | Fett: 0,6 Gramm | Kohlenhydrate: 37,7 Gramm

Zutaten für eine Person:

30 Gramm Buchweizen | 100 ml Walnussmilch | 1 EL Erdnussmus | eine Messerspitze Zimt gemahlen | 1/2 TL Kokosblütenzucker | Filets eine halben Bio Orange zum Garnieren

Zubereitung:

Den Buchweizen mit der Walnussmilch in einen Topf geben und aufkochen lassen. Das Erdnussmus einrühren und mit Zimt und Kokosblütenzucker abschmecken. Den Topf mit dem Deckel verschließen und bei kleiner Hitze für 15 Minuten köcheln lassen. Der Buchweizen soll sehr weichgekocht sein. Anrichten und mit den Filets der Bio Orange garnieren. Du kannst auch Mandarinen oder Grapefruits als Garnitur verwenden.

Buchweizen Porridge pikant

Kalorien: 100,5 kcal | Eiweiß: 0,7 Gramm | Fett: 7,6 Gramm | Kohlenhydrate: 6,5 Gramm

Zutaten für eine Person:

1 Schalotte | eine Messerspitze Ingwer gerieben | 1/2 TL Garam Masala Gewürzmischung | 1 TL Walnussöl | 30 Gramm Buchweizen | 80 ml Gemüsebrühe | 2 EL Kokosmilch | 1 EL gehackte Minze | Salz | eine Prise Cayennepfeffer | eine Prise Kardamom | 1 EL Granatapfelkerne

Zubereitung:

Die Schalotte fein hacken und zusammen mit dem Ingwer und dem Masala Gewürz im Walnussöl anschwitzen. Den Buchweizen hinzugeben und glasig anschwitzen. Mit der Brühe und der Kokosmilch aufgießen und einmal aufkochen lassen. Den Topf mit dem Deckel verschließen und alles bei kleiner Hitze für 18 Minuten köcheln lassen. Die gehackte Minze einrühren, alles mit Salz, Cayenne Pfeffer und Kardamom abschmecken. Anrichten und mit den Granatapfelkernen garnieren.

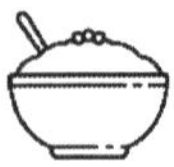

Quinoabrei mit Beeren

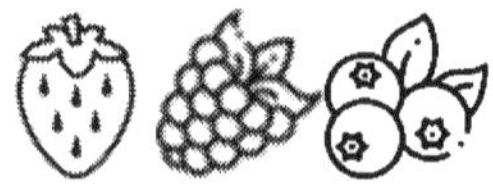

Kalorien: 390,4 kcal | Eiweiß: 10,5 Gramm | Fett: 12,5 Gramm | Kohlenhydrate: 56,4 Gramm

Zutaten für eine Person:

50 Gramm Quinoa | 100 ml Reismilch | 50 ml Orangensaft | eine Prise Ingwerpulver | 1 TL Dattelsüße | eine Prise Salz | 2 EL Blaubeeren | 2 Erdbeeren| 1 TL geröstete Kokosraspeln | 1 EL geröstete Erdnüsse | Minze zum Garnieren

Zubereitung:

Den Quinoa mit der Reismilch und dem Orangensaft in einen Topf geben, erhitzen und unter ständigem Rühren einmal aufkochen lassen. Mit dem Deckel verschließen und den Ofen abdrehen. Für 7 Minuten ziehen lassen. Mit Ingwer, Dattelsüße und Salz abschmecken. Anrichten und mit Blaubeeren und den halbierten Erdbeeren garnieren. Mit Kokosraspeln, Erdnüssen und frischer Minze garnieren.

Saft aus Karotten, Ingwer, Koriander und Limette

Kalorien: 121,5 kcal | Eiweiß: 1,4 Gramm | Fett: 3,2 Gramm | Kohlenhydrate: 21 Gramm

Zutaten für eine Person:

300 Gramm Karotten | 1 cm Ingwer | 2 Stängel Koriander | 1 Limette geschält und kernlos | 1/2 Apfel | 3 Tropfen Walnussöl

Zubereitung:

Die Karotten mit dem Ingwer, dem Koriander der Limette und dem Apfel in den Entsafter geben. In ein Glas füllen und mit dem Walnussöl verfeinern. Das Öl ist wichtig, damit die Vitamine vom Körper auch richtig aufgenommen werden können.

Ananas, Kokos und Petersilien Smoothie

Kalorien: 321,8 kcal | Eiweiß: 2 Gramm | Fett: 28,3 Gramm | Kohlenhydrate: 12,3 Gramm

Zutaten für eine Person:

100 Gramm Ananas | 1/2 Bund Petersilie | Saft einer halben Limette | 100 ml Kokosmilch | 1 TL Chiasamen | 1 EL Kokosraspeln zum Garnieren

Zubereitung:

Die Ananas mit der Petersilie, dem Limettensaft und der Kokosmilch in den Smoothie Maker oder den Mixer geben. Zu einem cremigen Smoothie pürieren. Die Chiasamen einrühren und in ein Glas füllen. Für 10 Minuten quellen lassen und mit den Kokosraspeln bestreuen.

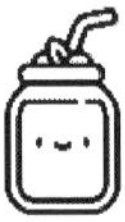

Kakao Smoothie mit Banane

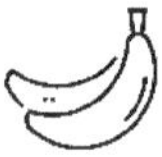

Kalorien: 195,3 kcal | Eiweiß: 4,4 Gramm | Fett: 7,2 Gramm | Kohlenhydrate: 26,9 Gramm

Zutaten für eine Person:

1 Banane | 2 EL Orangensaft | 100 ml kalter Tee | 1 EL Walnüsse | 1 EL Kakao 85% doppelt entölt

Zubereitung:

Alle Zutaten in den Mixer oder Smoothie Maker geben und zu einem cremigen Shake mixen. Du kannst den Smoothie auch wunderbar mit zur Arbeit nehmen. Smoothies ersetzen auch tolle eine Mahlzeit, da sie sättigend sind und die mit allen wichtigen Mineralstoffen und Vitaminen versorgen. Der Kakao Smoothie hilft zudem gut, wenn du Heißhunger auf Süßes hast.

Matcha Smoothie mit Beeren

Kalorien: 156,2 kcal | Eiweiß: 5,1 Gramm | Fett: 2 Gramm | Kohlenhydrate: 28,4 Gramm

Zutaten für eine Person:

50 Gramm Erdbeeren | 50 Gramm Blaubeeren | 50 Gramm schwarze Johannisbeeren | 1 TL Matchpulver | 100 ml Reismilch | Minze zum Garnieren

Zubereitung:

Die Erdbeeren mit den Blaubeeren, den Johannisbeeren, dem Matchapulver und der Reismilch in den Smoothie Maker oder den Mixer geben. Zu einem cremigen Drink pürieren, anrichten und mit Minze garnieren. Du kannst anstatt Reismilch auch Sojamilch oder andere Nussmilch verwenden. Versuche so gut es geht auf Kuhmilch zu verzichten.

Smoothie mit Datteln, Staudensellerie und Limette

Kalorien: 101,4 kcal | Eiweiß: 1,3 Gramm | Fett: 0,3 Gramm | Kohlenhydrate: 22,7 Gramm

Zutaten für eine Person:

3 getrocknete Datteln ohne Stein | 30 Gramm Stangensellerie | Saft einer Limette | 1/2 cm Ingwer | eine Prise Zimt gemahlen | 100 ml Walnussmilch | etwas Limettenabrieb zum Garnieren

Zubereitung:

Alle Zutaten bis auf den Limettenabrieb in den Smoothie Maker oder den Mixer geben und zu einem cremigen Smoothie mixen. Anrichten und mit Limettenabrieb garnieren. Achte darauf, dass du Bio Limetten verwendest. Du kannst auch Bio Zitronen oder Bio Orangen verwenden.

Limetten, Gurken, Koriander und Ingwer Drink

Kalorien: 43,7 kcal | Eiweiß: 1,6 Gramm | Fett: 1,9 Gramm | Kohlenhydrate: 4,8 Gramm

Zutaten für eine Person:

1/2 Salatgurke | 1 cm Ingwer | Saft einer Limette | 1/2 Bund Koriander | 100 ml kalter Tee | eine Prise Salz | eine Prise Chilipulver

Zubereitung:

Alle Zutaten in den Mixer oder Smoothie Maker geben und zu einem schmackhaften Drink pürieren. Du kannst an heißen Tagen auch einige Eiswürfel in den Mixer geben. Vergewissere dich aber im Vorfeld, dass dein Mixer auch wirklich über scharfe Klingen und genug Power verfügt.

Kokoswasser Smoothie mit Ananas und Rucola

Kalorien: 120,5 kcal | Eiweiß: 1,7 Gramm | Fett: 5,8 Gramm | Kohlenhydrate: 14,7 Gramm

Zutaten für eine Person:

100 Gramm Ananas | 20 Gramm Rucola | 1/2 cm Ingwer | 1 EL Kokosraspeln geröstet | 120 ml Kokoswasser | 1 EL Limettensaft

Zubereitung:

Alle Zutaten im Mixer oder Smoothie Maker zu einem cremig fruchtigen Drink verarbeiten. Anstatt Rucola kannst du auch Kopfsalat, Eisbergsalat oder Lolo Bionda verwenden.

Kiwi Smoothie mit Chiasamen und Feldsalat

Kalorien: 109 kcal | Eiweiß: 5,3 Gramm | Fett: 2,5 Gramm | Kohlenhydrate: 15,6 Gramm

Zutaten für eine Person:

3 Kiwis | 1 EL Chiasamen | 20 Gramm Feldsalat | 2 EL Skyr | 100 ml kalter Tee | 1 TL Zitronensaft

Zubereitung:

Alle Zutaten in den Smoothie Maker oder deinen Mixer geben und zu einem cremigen Smoothie mixen. Du kannst anstatt Skyr auch Sojajoghurt oder Kokosmilch verwenden.

Rote Bete Saft mit Kresse und Kurkuma

Kalorien: 106,8 kcal | Eiweiß: 4,9 Gramm | Fett: 1,8 Gramm | Kohlenhydrate: 17 Gramm

Zutaten für eine Person:

200 Gramm Rote Bete geschält | 200 Gramm Kresse | 1 cm Kurkuma | 1 EL Zitronensaft | etwas frischen Meerrettich gerieben zum Garnieren

Zubereitung:

Die rote Bete in den Juicer geben und zusammen mit dem Kurkuma entsaften. Den Saft mit der Kresse und dem Zitronensaft in den Mixer geben und gut pürieren. In ein Glas gießen und mit frischem Meerrettich garnieren. Die Schärfe des Meerrettichs ist für deinen Stoffwechsel optimal und die enthaltenen ätherischen Öle stärken dein Immunsystem.

Spinatsmoothie mit Apfel und Möhre

Kalorien: 279,3 kcal | Eiweiß: 4,2 Gramm | Fett: 8 Gramm | Kohlenhydrate: 45,7 Gramm

Zutaten für eine Person:

50 Gramm Babyblattspinat | 1 Apfel | 1/4 Karotte | 1 Stängel Petersilie | 1 EL Walnüsse | 100 ml kalter Tee | eine Prise Salz

Zubereitung:

Alle Zutaten in den Mixer oder in den Smoothie Maker geben und zu einem cremigen Drink mixen. Anrichten und genießen. Du kannst anstelle von Petersilie auch sämtliche andere frische Kräuter aus dem Garten verwenden. Falls du keinen Garten hast, Kräuter lassen sich auch herrlich am Balkon oder sogar am Fensterbrett ziehen.

Smoothie mit Banane, Ingwer und Kokoswasser

Kalorien: 129,1 kcal | Eiweiß: 2 Gramm | Fett: 4,8 Gramm | Kohlenhydrate: 18,5 Gramm

Zutaten für eine Person:

1 Banane | 1 cm Ingwer | 1 EL Limettensaft | 100 ml Kokoswasser | 1 TL Basilikumsamen | 1 TL Kokosöl

Zubereitung:

Alle Zutaten in den Mixer oder den Smoothie Maker geben und zu einem herrlich süßen Shake pürieren. Du kannst den Smoothie noch kurz quellen lassen, durch die Basilikumsamen dickt der Smoothie etwas ein. Du kannst anstatt Basilikumsamen auch Chiasamen verwenden, die haben dieselben Eigenschaften.

Ananas und Staudensellerie Saft

Kalorien: 117,6 kcal | Eiweiß: 3,3 Gramm | Fett: 4,7 Gramm | Kohlenhydrate: 14,8 Gramm

Zutaten für eine Person:

100 Gramm Ananas geschält | 70 Gramm Stangensellerie | eine kleine Chili | 1 EL Sonnenblumenkerne etwas Limettenabrieb | eine Prise Nelkenpulver | eine kleine Prise Salz | 100 ml stilles Mineralwasser

Zubereitung:

Die Ananas, den Stangensellerie und die Chili im Juicer entsaften. Den Saft zusammen mit den Sonnenblumenkernen, dem Nelkenpulver,dem Salz und dem stillen Mineralwasser in den Smoothie Maker oder den Mixer geben und durchpürieren. In ein Glas geben und am besten sofort genießen.

Saft aus Apfel, Karotte und Ingwer

Kalorien: 229,7 kcal | Eiweiß: 1,4 Gramm | Fett: 3,2 Gramm | Kohlenhydrate: 47,5 Gramm

Zutaten für eine Person:

2 saure Äpfel | 150 Gramm Karotten| 1 cm Ingwer | 1/2 TL Walnussöl | 1 Zimtstange zum Garnieren

Zubereitung:

Die Äpfel, die Karotten und den Ingwer im Juicer entsaften, in ein Glas gießen und mit dem Walnussöl verrühren. Mit der Zimtstange umrühren. Du kannst den Saft auch mit etwas Zimtpulver bestreuen.

Kurkuma und Rucola Drink

Kalorien: 32 kcal | Eiweiß: 1,8 Gramm | Fett: 0,9 Gramm | Kohlenhydrate: 4 Gramm

Zutaten für eine Person:

30 Gramm Rucola | 1/2 TL Kurkuma pulverisiert | eine Prise schwarzer Pfeffer | eine Prise Muskatnuss | 2 EL Joghurt | 100 ml kalter Tee

Zubereitung:

Alle Zutaten im Mixer oder Smoothie Maker zu einem leckeren Drink pürieren. In ein Glas füllen und genießen. Wenn du den Smoothie in eine Flasche füllst und mit zur Arbeit nimmst, dann bitte vor dem Trinken gut schütteln.

Saft mit Spinat, Kresse und Staudensellerie

Kalorien: 140,3 kcal | Eiweiß: 8 Gramm | Fett: 8 Gramm | Kohlenhydrate: 8,2 Gramm

Zutaten für eine Person:

20 Gramm Spinat | 30 Gramm Kressen | 50 Gramm Stangensellerie | eine Prise Koriander gemahlen | eine Prise Anispulver | 1 EL Walnüsse | 100 ml Buttermilch

Zubereitung:

Alle Zutaten in den Mixer oder Smoothie Maker geben und zu einem gesunden Sirt Smoothie pürieren. Du kannst anstatt Buttermilch auch Sojamilch, Kokosmilch oder sämtliche Arten von Nussmilch verwenden.

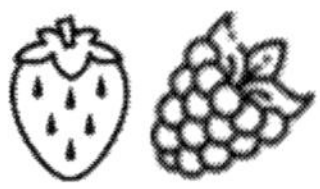

Drink mit Beeren und Spinat

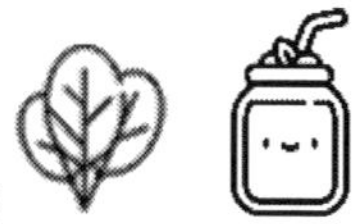

Kalorien: 105,4 kcal | Eiweiß: 4,2 Gramm | Fett: 6 Gramm | Kohlenhydrate: 7,9 Gramm

Zutaten für eine Person:

40 Gramm Erdbeere | 40 Gramm Johannisbeeren | 20 Gramm Spinat | 1/2 cm Ingwer | 2 Nadeln Rosmarin | 1 EL geröstete Erdnüsse | eine Prise Süßholz gemahlen | 100 ml kalter Tee

Zubereitung:

Alle Zutaten in den Mixer oder Smoothie Maker geben und zu einem fruchtigen Shake pürieren. Der Beerenshake schmeckt im Sommer mit einigen Eiswürfeln besonders lecker.

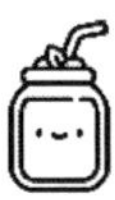

Smoothie mit Granatapfel, Zimt und Kresse

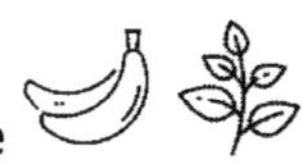

Kalorien: 113,8 kcal | Eiweiß: 3,6 Gramm | Fett: 1,5 Gramm | Kohlenhydrate: 20,7 Gramm

Zutaten für eine Person:

1 Granatapfel | 10 Gramm Kresse | 1/4 Banane | 1/2 TL Zimt gemahlen | 1 EL Limettensaft | 50 ml Joghurt | 50 ml stilles Mineralwasser

Zubereitung:

Alle Zutaten im Mixer oder Smoothie Maker zu einem cremigen Shake mixen. Die Smoothies mit Banane sind wunderbar sättigend, süß und helfen optimal gegen Heißhunger Attacken und gegen Appetit auf Süßes.

Saft aus Pak Choi und Ananas

Kalorien: 68,7 kcal | Eiweiß: 1,6 Gramm | Fett: 0,8 Gramm | Kohlenhydrate: 13,2 Gramm

Zutaten für eine Person:

3 Pak Choi | 100 Gramm Ananas | 20 ml Limettensaft | eine Messerspitze Chili gehackt | 1 Stängel Petersilie | 100 ml kalter Tee

Zubereitung:

Den Pak Choi mit der Ananas entsaften und mit dem Limettensaft, der Chili, der Petersilie und dem kalten Tee in den Smoothie Maker oder Mixer geben. Zu einem Drink pürieren. Du kannst auch alles in den Mixer geben, ohne die Ananas und den Pak Choi zuvor zu entsaften. Dadurch wird der Drink etwas cremiger.

Kokoswasser mit Sellerie

Kalorien: 194,6 kcal | Eiweiß: 7,1 Gramm | Fett: 10,4 Gramm | Kohlenhydrate: 16,7 Gramm

Zutaten für eine Person:

100 Gramm Stangensellerie | 1/4 Apfel | 2 EL Erdnüsse geröstet | eine Prise Nelkenpulver | eine Prise Anispulver | eine Prise Salz | 120 ml Kokoswasser

Zubereitung:

Den Stangensellerie und den Apfel entsaften und den Saft mit den restlichen Zutaten in den Mixer oder Smoothie Maker geben. Zu einem cremigen Shake mixen und genießen.

Mittagessen

Salat mit scharfem Huhn

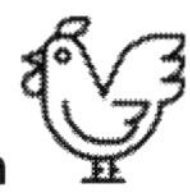

Kalorien: 175,8 kcal | Eiweiß: 21,9 Gramm | Fett: 6,2 Gramm | Kohlenhydrate: 6,9 Gramm

Zutaten für eine Person:

80 Gramm Hühnerbrust ohne Haut | 1 EL Sojasauce | 1 Chili | eine Messerspitze Ingwer gerieben | 1 TL Olivenöl | 120 Gramm Endiviensalat | 1/4 rote Paprika | 1 Radieschen | 2 EL Joghurt | 1 Zehe Knoblauch | 1 TL Petersilie gehackt | 1 TL Walnussöl

Zubereitung:

Die Hühnerbrust in Stücke schneiden und mit der Sojasauce marinieren. Den Chili hacken und alles zusammen mit dem Ingwer im Olivenöl anbraten. In der Zwischenzeit den Endiviensalat und die Paprika in Streifen schneiden. Das Radieschen würfeln und alles vermengen. Aus Joghurt, gepresstem Knoblauch, gehackte Petersilie und Walnussöl ein Dressing rühren und den Salat damit marinieren. Anrichten und das Hühnchen auf dem Salat drapieren.

Salat mit Sesam Garnelen

Kalorien: 322,1 kcal | Eiweiß: 28,7 Gramm | Fett: 18,2 Gramm | Kohlenhydrate: 8,7 Gramm

Zutaten für eine Person:

60 Gramm Feldsalat | 2 EL Mais | 3 EL Edamame gekocht | 2 Kirschtomaten | 1 TL Misopaste | 1 EL Reisessig | 1 EL Walnussöl | eine Messerspitze Chili gehackt | 4 Garnelen ohne Kopf und Schale | 1 EL Sojasauce | 3 EL Sesam | 1 EL Koriander grob gehackt zum Bestreuen

Zubereitung:

Den Feldsalat gut waschen und mit dem Mais, den Edamame Bohnen und den halbierten Kirschtomaten vermengen. Aus der Misopaste, dem Reisessig und dem Walnussöl eine Marinade rühren. Mit dem Chili abschmecken und den Salat damit anmachen. Die Garnelen in der Sojasauce marinieren und im Sesam wälzen. In einer beschichteten Pfanne ohne Öl für 2 Minuten pro Seite anbraten, kurz durchgaren lassen und auf dem Salat anrichten. Vor dem Essen großzügig mit frischem Koriander bestreuen. Du kannst natürlich auch sämtliche anderen frischen Kräuter verwenden.

Salat mit Räucherlachs

Kalorien: 253,8 kcal | Eiweiß: 20 Gramm | Fett: 16,9 Gramm | Kohlenhydrate: 3,4 Gramm

Zutaten für eine Person:

60 Gramm Rucola | 20 Gramm Friseesalat | 5 schwarze Oliven | 20 Gramm Rettich geraspelt | 80 Gramm Räucherlachs | Saft einer halben Zitrone | 1 EL Olivenöl | grobes Salz | Zitronenpfeffer aus der Mühle | 1 EL geriebener Parmesan | 1 EL gehackte Erdnüsse | 1 EL Schnittlauch zum Bestreuen

Zubereitung:

Den Rucola mit dem Frisee-Salat und den geviertelten Oliven, sowie mit dem geraspelten Rettich vermengen. Den Räucherlachs in dünne Streifen schneiden und unterheben. Aus dem Zitronensaft, dem Olivenöl, dem Salz, Pfeffer, Parmesan und den Erdnüssen ein Dressing rühren und den Salat damit marinieren. Anrichten und mit dem Schnittlauch bestreuen.

Salat mit gebratenem Fisch

Kalorien: 304,6 kcal | Eiweiß: 25,4 Gramm | Fett: 17,8 Gramm | Kohlenhydrate: 8,5 Gramm

Zutaten für eine Person:

100 Gramm Kabeljau | Salz | Pfeffer | 1 TL Olivenöl | 100 Gramm Pak Choi | 1 Tomate | 1 Frühlingszwiebel | 1 EL geröstete Erdnüsse | 1 EL Zitronensaft | 1 EL Walnussöl | 2 EL grob gehackte Petersilie

Zubereitung:

Den Kabeljau salzen und pfeffern und im Olivenöl von beiden Seiten für je drei Minuten anbraten. Den Pak Choi klein schneiden, die Tomate würfeln und die Frühlingszwiebel in Ringe schneiden. Alles mit den gerösteten Erdnüssen vermengen und mit Zitronensaft und Walnussöl marinieren. Den Fisch grob zerreißen und unterheben. Anrichten und mit der grob gehackten Petersilie bestreuen.

Salat mit Tofu

Kalorien: 237,1 kcal | Eiweiß: 13,8 Gramm | Fett: 15,3 Gramm | Kohlenhydrate: 9,4 Gramm

Zutaten für eine Person:

60 Gramm Räuchertofu | 1 EL Sesamöl | 20 Gramm Babyblattspinat | 30 Gramm Rucola | 20 Gramm Chinakohl | 1/4 Gurke | 2 EL Mais | 1 EL Erdnussbutter | 2 EL Olivenöl | 1 EL Apfelessig | 1 Zehe Knoblauch | Salz | Pfeffer

<u>Zubereitung:</u>

Den Räuchertofu würfeln und im Sesamöl von allen Seiten gut anbraten. Den Blattspinat grob schneiden und mit dem Rucola und dem in Streifen geschnittenen Chinakohl vermengen. Die Gurke raspeln und mit dem Mais ebenfalls unterheben. Aus der Erdnussbutter, dem Olivenöl, dem Apfelessig, dem gepressten Knoblauch, Salz und Pfeffer ein Dressing rühren und den Salat damit marinieren. Anrichten und die Tofuwürfel darauf verteilen.

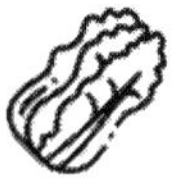 **Salat mit Tempeh** 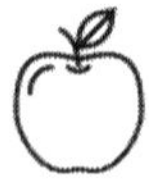

Kalorien: 387,6 kcal | Eiweiß: 25,2 Gramm | Fett: 16,6 Gramm | Kohlenhydrate: 31,8 Gramm

Zutaten für eine Person:

60 Gramm Endiviensalat | 60 Gramm Chicoree | 20 Gramm Cranberries | 2 EL Walnüsse | 1 EL Himbeeressig | 1 EL Walnussöl | 40 Gramm Tempeh | 3 Scheiben Apfel | Salz | Pfeffer | 1 EL Kokosöl | 1 EL Koriander gehackt

Zubereitung:

Deb Endiviensalat und den Chicoree in Streifen schneiden und mit den Cranberries und den gehackten Walnüssen vermengen. Aus Himbeeressig, Walnussöl, Salz und Pfeffer eine Marinade rühren und den Salat damit anmachen. Den Tempeh würfeln und zusammen mit den Apfelscheiben salzen und pfeffer und im Kokosöl von beiden Seiten je zwei Minuten anbraten. Auf dem Salat anrichten und großzügig mit gehacktem Koriander bestreuen.

Salat mit Seitan

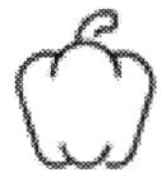

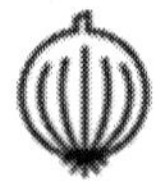

Kalorien: 372,4 kcal | Eiweiß: 31,6 Gramm | Fett: 16,6 Gramm | Kohlenhydrate: 21,6 Gramm

Zutaten für eine Person:

60 Gramm Seitan | 1 TL Sojasauce | 1 TL Sojamehl | 1 EL Kokosöl | 100 Gramm Feldsalat | 1/2 gelbe Paprika | 1/2 rote Zwiebel | 1 EL Gojibeeren | 1 EL Rotweinessig | 2 EL Olivenöl | Salz | Pfeffer

Zubereitung:

Den Seitan mit der Sojasauce einstreichen und im Sojamehl wenden. In Stücke schneiden und im heißen Kokosöl knusprig braten. In der Zwischenzeit den Feldsalat gut waschen. Die Paprika und den Zwiebel in Streifen schneiden und mit dem Salat und den Gojibeeren vermengen. Aus dem Rotweinessig, dem Olivenöl, Salz und Pfeffer eine Marinade rühren. Den Salat damit marinieren, die knusprigen Seitanwürfel unterheben und genießen.

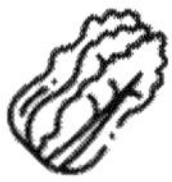

Salat mit knusprigen Kichererbsen

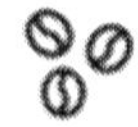

Kalorien: 222 kcal | Eiweiß: 8,5 Gramm | Fett: 9,1 Gramm | Kohlenhydrate: 24,9 Gramm

Zutaten für eine Person:

100 Gramm Kichererbsen | Salz | Pfeffer | 1 Bund Petersilie gehackt | 1 rote Zwiebel | 1 Zehe Knoblauch| 2 Tomaten | 1/4 Paprika gelb | Saft einer Limette | 1 EL Olivenöl | 20 Gramm Feta zerböselt

Zubereitung:

Die Kichererbsen salzen und pfeffern und in einer Pfanne ohne Fett schön knusprig rösten. Vorsicht, immer die Pfanne in Bewegung halten, damit die Kichererbsen nicht anbrennen. Aus Petersilie, gehackter Zwiebel, gewürfeltem Knoblauch, Tomaten und Paprika einen Salat mischen. Mit Limettensaft und Olivenöl marinieren. Die knusprigen Kichererbsen unterheben, den Salat anrichten und den Feta darüberbröseln.

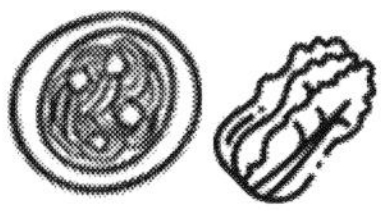

Glasnudelsalat mit Staudensellerie

Kalorien: 377,7 kcal | Eiweiß: 6,5 Gramm | Fett: 10,5 Gramm | Kohlenhydrate: 61,9 Gramm

Zutaten für eine Person:

50 Gramm Glasnudeln | 1 Stange Staudensellerie | 1/4 Gurke | 1 Orange filetiert | 1 EL Limettensaft | 1 Chili | eine Messerspitze Ingwer gerieben | 1 EL Koriander gehackt | 1 EL Olivenöl | Salz | Pfeffer | 1 EL geröstete Erdnüsse

Zubereitung:

Die Glasnudeln für 5 Minuten in kochendem Wasser einweichen und abseihen. In der Zwischenzeit die Gurke in dünne Scheiben schneiden und mit den Orangenfilets vermengen. Aus Limettensaft, gehackter Chili, geriebenem Ingwer, gehacktem Koriander, Olivenöl, Salz und Pfeffer eine Marinade rühren. Mit den Glasnudeln und dem Gemüse vermengen und mit den gerösteten Erdnüssen bestreuen.

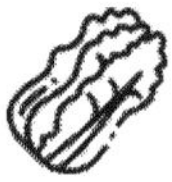

Grüner Mangosalat mit Ingwer und Kokos

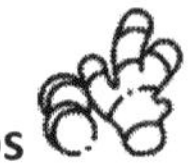

Kalorien: 230,6 kcal | Eiweiß: 4,9 Gramm | Fett: 8,3 Gramm | Kohlenhydrate: 32,4 Gramm

Zutaten für eine Person:

1 Chili | 1/2 cm Ingwer | 1 Zehe Knoblauch| 1/2 Limette | 60 Gramm grüne Bohnen | 1 Tomate | 1 EL geröstet Kokosraspeln | 1 EL in feine Streifen geschnittene grüne Mango | 1 EL Sojasauce | 1 TL Tamarindensauce

Zubereitung:

Die Chili, den Ingwer und den Knoblauch fein hacken und mit der Limette marinieren. Die grünen Bohnen kleinschneiden und die Tomate würfeln, beides mit den gerösteten Kokosraspeln untermengen. Die grüne Mango in feine Streifen geschnitten ebenfalls untermengen und alles mit Sojasauce und Tamarindensauce marinieren.

Gefüllte Hühnerbrust mit Spinat

Kalorien: 261,9 kcal | Eiweiß: 24,9 Gramm | Fett: 12,2 Gramm | Kohlenhydrate: 11,4 Gramm

Zutaten für eine Person:

1 Schalotte | 1 Zehe Knoblauch | 1 TL Walnussöl | 20 Gramm Blattspinat | 1 getrocknete Dattel | 1 TL gehackte Walnüsse | Salz | Pfeffer | 100 Gramm dünnes Hühnerschnitzel | 1 TL Olivenöl | 2 EL Petersilie gehackt zum wälzen

Zubereitung:

Die Schalotte und den Knoblauch hacken und im Walnussöl anbraten. Den Blattspinat grob hacken, hinzugeben, und auch die Datteln schneiden und mit den gehackten Nüssen in die Pfanne geben. Mit Salz und Pfeffer abschmecken. Das Huhn dünn klopfen und mit der Masse bestreichen. Einrollen und mit einem Zahnstocher fixieren. Im heißen Olivenöl von allen Seiten für je drei Minuten braten. Aus der Pfanne nehmen, in der gehackten Petersilie wälzen und anrichten.

Gefüllte Hühnerbrust mit scharfem, schwarzen Hummus

Kalorien: 209 kcal | Eiweiß: 24,3 Gramm | Fett: 8,9 Gramm | Kohlenhydrate: 6,3 Gramm

Zutaten für eine Person:

100 Gramm Hühnerbrust | Salz | Pfeffer | 20 Gramm schwarze Bohnen gegart oder aus der Dose | 1 Zehe Knoblauch | 1/2 TL Tahini | 1 TL Petersilie gehackt | eine Messerspitze Chilipulver | eine Prise Kreuzkümmel gemahlen | 1 EL Sesamöl

Zubereitung:

Die Hühnerbrust dünn klopfen, salzen und pfeffern. Die schwarzen Bohnen zusammen mit dem Knoblauch, dem Tahini, der Petersilie, dem Chili und dem Kümmel pürieren. Das Huhn damit bestreichen und das Fleisch einrollen. Im heißen Sesamöl die Rolle von allen Seiten für drei Minuten braten und anrichten.

Hühnerragout mit roter Bete und Pak Choi

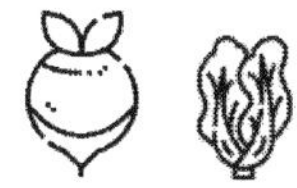

Kalorien: 267,8 kcal | Eiweiß: 27 Gramm | Fett: 12,1 Gramm | Kohlenhydrate: 10,8 Gramm

Zutaten für eine Person:

100 Gramm Hühnerbrust ohne Haut | Salz | Pfeffer | 1 TL Olivenöl | 1/2 rote Zwiebel | 1 Zehe Knoblauch | 1/2 Rote Bete vorgekocht | 2 EL Rotwein | 100 ml Gemüsebrühe | eine Messerspitze Kreuzkümmel gemahlen | etwas Oregano | 100 Gramm Pak Choi | 2 EL Saure Sahne | 1 EL Petersilie gehackt | 1 TL Walnüsse gehackt

Zubereitung:

Das Huhn in 1 cm große Würfel schneiden, salzen und pfeffern und im Olivenöl gut anbraten. Zwiebel, Knoblauch und die vorgekochte, gewürfelte rote Bete dazugeben und alles anschwitzen lassen. Mit dem Rotwein ablöschen und den Alkohol verdampfen lassen. Mit der Brühe aufgießen und mit Kümmel und Oregano würzen. 5 Minuten köcheln lassen, den Pak Choi klein schneiden und hinzu geben. Mit der sauren Sahne verfeinern und die Petersilie und die Walnüsse einrühren. Für weitere 3 Minuten kochen lassen und schon ist das Ragout fertig.

Pute mit Chili Sauce

Kalorien: 257,6 kcal | Eiweiß: 32 Gramm | Fett: 6,3 Gramm | Kohlenhydrate: 16,6 Gramm

Zutaten für eine Person:

100 Gramm Putenbrust | 1/2 rote Zwiebel | 1 Spitzpaprika | 2 Chilischoten | 1 EL Olivenöl | 2 EL Zitronensaft | 150 ml Gemüsebrühe | 60 Gramm Zuckerschoten | 1 Frühlingszwiebel | 1 EL Sojasauce | 1 EL Frischkäse | 2 EL Koriander gehackt

Zubereitung:

Die Pute, die Zwiebel und den Spitzpaprika ind Streifen schneiden und die Chilis hacken. Zusammen im Olivenöl schön anbraten. Mit dem Zitronensaft ablöschen und sofort mit der Brühe aufgießen. Die Zuckerschoten und die klein geschnittene Frühlingszwiebel hinzugeben. Mit Sojasauce abschmecken und mit Frischkäse verfeinern. 4 Minuten köcheln lassen, anrichten und mit Koriander, oder mit Petersilie oder anderen frischen Kräutern bestreuen.

Pute indisch

Kalorien: 330,5 kcal | Eiweiß: 28,1 Gramm | Fett: 17,8 Gramm | Kohlenhydrate: 12 Gramm

Zutaten für eine Person:

1 Schalotte | 1 Zehe Knoblauch | 1/2 TL Ingwer gerieben | 1 TL Currypulver | 1 EL Kokosöl | Saft einer Limette | 100 ml Gemüsebrühe | 50 ml Kokosmilch | 1 Lorbeerblatt | 80 Gramm Pute | 80 Gramm Brokkoli | 40 Gramm Weintrauben | eine Prise Süßholz gemahlen |Salz | Pfeffer | 1 TL Liebstöckel zum Bestreuen

Zubereitung:

Schalotte und Knoblauch hacken und mit dem Ingwer und dem Curry im Kokosöl anrösten. Mit dem Limettensaft ablöschen und mit der Brühe und der Kokosmilch aufgießen. Das Lorbeerblatt hinzugeben. Die Pute würfeln und in die Flüssigkeit geben. Für 2 Minuten köcheln lassen. Den Brokkoli in kleine Rosen teilen und die Weintrauben halbieren. Ebenfalls in die Pfanne geben. Mit Süßholz, Salz und Pfeffer würzen und für weitere 5 Minuten bei kleiner Hitze garen lassen. Anrichten und mit Liebstöckel bestreuen.

Pute orientalisch

Kalorien: 275,1 kcal | Eiweiß: 28,4 Gramm | Fett: 8,7 Gramm | Kohlenhydrate: 19 Gramm

Zutaten für eine Person:

100 Gramm Pute | 1 rote Zwiebel | 2 Zehen Knoblauch | 1 EL Olivenöl | 1 TL Tomatenmark | 1 TL Currypulver | 1 Chili | 50 Gram weiße Bohnen | 50 Gramm grünen Bohnen | 50 Gramm Spargel | 100 Gramm passierte Tomaten | 1/2 TL Kreuzkümmel | 1/2 TL Harissa | Salz | Pfeffer | 1 EL Minze gehackt | etwas Orangenabrieb zum Garnieren

Zubereitung:

Die Pute und die Zwiebel in Streifen schneiden und den Knoblauch grob hacken. Alles im Olivenöl anbraten. Das Tomatenmark hinzugeben und zusammen mit dem Curry und der gehackten Chili mitrösten. Die weißen und die grünen Bohnen einrühren, den Spargel kleinschneiden, dazugeben und alles mit den passierten Tomaten aufgießen. Mit Kümmel, Harissa, Salz, Pfeffer und Minze würzen. Für 6 Minuten bei kleiner Hitze garen, anrichten und mit Orangenabrieb garnieren.

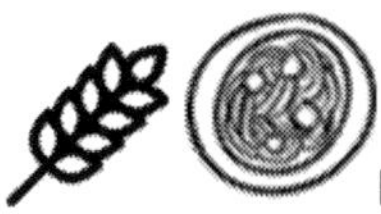

Buchweizennudeln mit Bolognese Sauce

Kalorien: 772,6 kcal | Eiweiß: 32,4 Gramm | Fett: 26,5 Gramm | Kohlenhydrate: 86,9 Gramm

Zutaten für eine Person:

100 Gramm Buchweizennudeln | 1/2 Zwiebel | 1 Zehe Knoblauch | 70 Gramm Rinderhackfleisch | 1 EL Olivenöl | 1 Stange Stangensellerie | 1 TL Tomatenmark |50 ml Rotwein | 150 Gramm stückige Dosentomaten | 1 TL Oregano | 1/2 TL Thymian | eine Messerspitze Kreuzkümmel gemahlen | eine Prise Kokosblütenzucker | Salz | Pfeffer | 1 EL Basilikum in Streifen geschnitten

Zubereitung:

Die Nudeln laut Packungsanweisung kochen und abseihen. In der Zwischenzeit Zwiebel und Knoblauch hacken und zusammen mit dem Hackfleisch im Olivenöl gut anbraten. Den Stangensellerie in dünne Scheiben schneiden und hinzugeben. Das Tomatenmark eine Minute mitrösten und mit dem Rotwein ablöschen. Den Alkohol verdampfen lassen und alles mit den stückigen Tomaten aufgießen. Mit Oregano, Thymian, Kümmel, Kokosblütenzucker, Salz und Pfeffer würzen und alles bei kleiner Hitze für 10 Minuten köcheln lassen. Die Nudeln anrichten, die Sauce darauf verteilen, mit dem Basilikum garnieren und genießen.

Buchweizennudeln mit Gemüsesauce

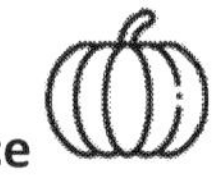

Kalorien: 728 kcal | Eiweiß: 19,4 Gramm | Fett: 34,6 Gramm | Kohlenhydrate: 79,7 Gramm

Zutaten für eine Person:

100 Gramm Buchweizennudeln | 1 Schalotten | 1/2 TL Ingwer gerieben | 1 TL Olivenöl | 1 EL Zitronensaft | 100 ml Gemüsebrühe | 100 ml Sahne | 80 Gramm Brokkoli | 50 Gramm grüner Spargel | 50 Gramm Hokkaido Kürbis | eine Prise Kreuzkümmel gemahlen | eine Messerspitze Koriander gemahlen | 1/2 TL Thymian | Salz | Pfeffer | 1 EL Schnittlauch zum Bestreuen

Zubereitung:

Die Nudeln laut Packungsanweisung kochen und abseihen. In der Zwischenzeit die Schalotte klein schneiden und mit dem Ingwer im Olivenöl anbraten. Mit dem Zitronensaft ablöschen und mit der Brühe und der Sahne aufgießen. Den Brokkoli, den Spargel und den Kürbis klein schneiden und hinzugeben. Mit Kümmel, Koriander, Thymian, Salz und Pfeffer würzen und bei kleiner Hitze für 10 Minuten köcheln lassen. Die Nudeln anrichten, die Sauce darauf verteilen und alles mit Schnittlauch bestreuen.

Quinoasalat mit Ingwer und lila Möhren 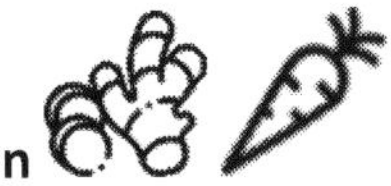

Kalorien: 390,4 kcal | Eiweiß: 15,3 Gramm | Fett: 10,1 Gramm | Kohlenhydrate: 56,9 Gramm

Zutaten für eine Person:

70 Gramm Quinoa | 1/2 rote Zwiebel | 1 Zehe Knoblauch | eine Messerspitze Ingwer gerieben | 1 Stange Spargel | 1/4 Stange Stangensellerie | 2 Radieschen | 20 Gramm schwarze Bohnen gegart | 1 EL Mais | 1 EL Zitronensaft | 1 EL Orangensaft | 1 TL Senf | 1 EL Olivenöl | 1 EL Petersilie gehackt | 1 TL Kerbel gehackt | Salz | Pfeffer | 1 EL geröstete Sonnenblumenkerne

Zubereitung:

Den Quinoa in heißem Wasser garen und abseihen. Die Zwiebel und den Knoblauch hacken und mit dem klein geschnittenen Spargel, dem geraspelten Staudensellerie, den geriebenen Radieschen und den Bohnen und dem Mais vermengen. Mit Zitronensaft, Orangensaft, Senf und Olivenöl marinieren. Petersilie und Kerbel einarbeiten, den Quinoa unterheben und alles mit Salz und Pfeffer abschmecken. Anrichten und mit den Sonnenblumenkernen bestreuen.

Buchweizen Bratlinge

Kalorien: 468,8 kcal | Eiweiß: 12,8 Gramm | Fett: 15,3 Gramm | Kohlenhydrate: 66,9 Gramm

Zutaten für eine Person:

100 Gramm Buchweizen gekocht | 50 Gramm weiße Bohnen aus der Dose | 1 Zehe Knoblauch | eine Messerspitze Ingwer gerieben | 1 Ei | 1 TL Dijonsenf | 1 TL Limettensaft | 1 EL Karotten fein gerieben | 2 EL Petersilie fein gehackt | 1 EL Walnüsse gemahlen | 1 EL Buchweizenmehl | 1 TL Oregano | Salz | Pfeffer | 1 EL Olivenöl

Zubereitung:

Den Buchweizen mit den Bohnen, dem gehackten Knoblauch, dem Ingwer und dem Ei verkneten. Mit Senf, Limettensaft, Karotten und Petersilie vermengen und mit Oregano, Salz und Pfeffer abschmecken. Die Nüsse mit dem Buchweizenmehl ebenfalls einarbeiten und mit feuchten Händen kleine Laibchen formen. Diese im heißen Olivenöl für 3 Minuten pro Seite braten.

Low Carb Burger – Veggie Style 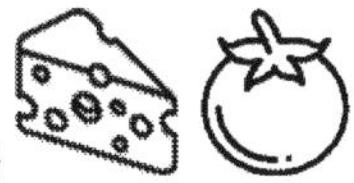

Kalorien: 316,3 kcal | Eiweiß: 35,4 Gramm | Fett: 14,5 Gramm | Kohlenhydrate: 8,8 Gramm

Zutaten für eine Person:

80 Gramm Seitan | 1 EL Ajvar | 1 TL Kokosöl | 1 Scheibe Gouda | 1 TL Maismehl | 10 Gramm dicke Bohnen gekocht oder aus der Dose | 1 EL Zitronensaft | 1 EL Ketchup | 1 EL Olivenöl | 1 TL Tamarindensauce | 3 Scheiben Tomate | 4 Scheiben Gurke | 2 große Blätter Endiviensalat

Zubereitung:

Den Seitan mit dem Ajvar bestreichen, im Maismehl wälzen und im Kokosöl für zwei Minuten pro Seite anbraten. Die dicken Bohnen mit dem Zitronensaft und dem Ketchup, sowie mit dem Olivenöl und der Tamarindensauce in den Mixer geben und zu einer Sauce pürieren. Ein Blatt Salat nun mit dem Seitan belegen. Die Scheibe Gouda darauf geben und Gurken und Tomaten darauf verteilen. Mit dem zweiten Salatblatt bedecken und den Burger genießen.

Buddha Bowl mit Kichererbsen

Kalorien: 438,1 kcal | Eiweiß: 9,8 Gramm | Fett: 27 Gramm | Kohlenhydrate: 35,8 Gramm

Zutaten für eine Person:

50 Gramm Kichererbsen aus der Dose | 80 Gramm Brokkoli blanchiert | 50 Gramm rote Bete vorgegart | 1/2 Apfel | 1/4 Avocado | 4 Endivienblätter | Saft einer Limette | 2 EL Olivenöl | 1 EL Walnüsse geröstet | 1 EL Petersilie gehackt

Zubereitung:

Die Kichererbsen in einer Pfanne ohne Öl mit dem blanchierten Brokkoli und der vorgegarten roten Bete erhitzen. In einer Schüssel verteilen. Den Apfel und die Avocado in dünne Spalten schneiden und darauf verteilen. Den Endiviensalat in dünne Streifen schneiden und mit dem Limettensaft und dem Olivenöl marinieren. Ebenfalls auf der Bowl verteilen. Alles mit Walnüssen und Petersilien bestreuen.

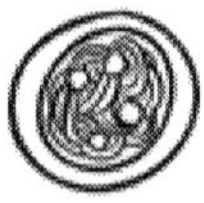

Pad Thai mit Tofu

Kalorien: 433,8 kcal | Eiweiß: 11,1 Gramm | Fett: 15,2 Gramm | Kohlenhydrate: 60,2 Gramm

Zutaten für eine Person:

80 Gramm Pad Thai Nudeln | 1/2 rote Zwiebel | 1 Zehe Knoblauch | 50 Gramm geräucherter Tofu | 80 Gramm Brokkoli | 2 Chilischoten | 1 EL Olivenöl | 1 EL Limettensaft | 1 EL Tamarindensauce | 1 EL Sojasauce | 1/2 TL Sirachasauce | 20 Gramm Chicoree in Streifen geschnitten | 1 EL geröstete Erdnüsse | 1 Frühlingszwiebel in Ringe geschnitten zum Garnieren

Zubereitung:

Die Pad Thai Nudeln in heißen Wasser für drei Minuten kochen und abseihen. In der Zwischenzeit die Zwiebel und den Knoblauch hacken und im Olivenöl anbraten. Den Tofu in sehr kleine Würfel schneiden und dazugeben. Brokkoli und Chili gehackt mitrösten und die Nudeln unterheben. Mit Limettensat und Tamarindensauce, sowie mit Sojasauce und Srirachasauce abschmecken. Den Chicoree unterheben und anrichten. Mit Erdnüssen und den Frühlingszwiebel bestreuen.

Tofu mit Brokkoli und Blumenkohl

Kalorien: 220,1 kcal | Eiweiß: 14,9 Gramm | Fett: 12,7 Gramm | Kohlenhydrate: 10 Gramm

Zutaten für eine Person:

100 Gramm Tofu | 80 Gramm Blumenkohl | 100 Gramm Brokkoli | 2 Schalotten | 2 EL Olivenöl | 1 TL Kurkuma | 1 TL Ingwer gerieben | eine Messerspitze Kreuzkümmel gemahlen | eine Messerspitze Chilipulver | 1 EL Tamarisauce | Salz | Pfeffer | 1 EL Petersilie gehackt zum Bestreuen

Zubereitung:

Den Tofu würfeln, Blumenkohl und Brokkoli in Rosen teilen und die Schalotten vierteln. Alles mit dem Olivenöl vermengen und mit Kurkuma, Ingwer, Kümmel, Chili, Tamarisauce, Salz und Pfeffer würzen. In eine feuerfeste Form füllen und in den auf 180° Celsius vorgeheizten Backofen schieben. Bei Ober- und Unterhitze für 20 Minuten backen. Aus dem Ofen nehmen und mit Petersilie bestreuen.

Tempeh mit Bohnen und Pilzen

Kalorien: 324,7 kcal | Eiweiß: 34,8 Gramm | Fett: 12,9 Gramm | Kohlenhydrate: 15,2 Gramm

Zutaten für eine Person:

100 Gramm Tempeh | 1 EL Balsamicoessig | Salz | 1/2 TL Paprikapulver | eine Messerspitze Chilipulver | 1 EL Maismehl | 1 rote Zwiebel | 4 Champignons | 1 EL Olivenöl | 100 Gramm grüne Bohnen | 2 Kirschtomaten | 1/2 TL Bohnenkraut | 2 Nadeln Rosmarin | 2 Salbeiblätter | 50 ml Gemüsebrühe | Pfeffer | 1 EL gehackte Erdnüsse geröstet

Zubereitung:

Den Tempeh würfeln und im Balsamicoessig marinieren und mit Salz, Paprika und Chili würzen. Im Maismehl wenden. Die Zwiebel und die Champignons in Scheiben schneiden und alles zusammen im Olivenöl scharf anbraten. Die grünen Bohnen und die halbierten Kirschtomaten hinzugeben. Mit dem Bohnenkraut, dem Rosmarin und dem Salbei abschmecken. Mit der Gemüsebrühe ablöschen und mit Pfeffer nachwürzen. Für 4 Minuten köcheln lassen, anrichten und mit den Erdnüssen bestreuen.

Tempeh mit roter Zwiebelsauce

Kalorien: 361 kcal | Eiweiß: 31,3 Gramm | Fett: 8,1 Gramm | Kohlenhydrate: 20 Gramm

Zutaten für eine Person:

Für den Tempeh

130 Gramm Tempeh | 50 ml eiskaltes Wasser | 2 EL Maismehl | eine Messerspitze Ingwerpulver | eine Messerspitze Knoblauchpulver | eine Messerspitze Paprikapulver scharf | eine Messerspitze Weinstein Backpulver | ÖL zum frittieren

Für die Zwiebelsauce

150 Gramm rote Zwiebel | 1 Zehe Knoblauch | 1 EL Olivenöl | 100 ml Rotwein | 1 Zweig Thymian | eine Prise Kardamom gemahlen | Salz | Pfeffer | 1/2 Lorbeerblatt

Zubereitung:

Das Wasser mit dem Maismehl, dem Ingwer, Knoblauch und dem Paprika verrühren und das Backpulver einarbeiten. Den Tempeh in Spalten schneiden und im Backteig wenden. Das Öl erhitzen und den Tempeh darin frittieren. Herausnehmen und auf einem Küchenkrepp abtropfen lassen. In der Zwischenzeit die Zwiebel und den Knoblauch kleinschneiden und im Olivenöl gut anbraten. Mit dem Rotwein aufgießen und mit Thymian, Kardamom, Salz, Pfeffer und Lorbeer abschmecken. Für 8 Minuten bei kleiner Hitze einköcheln lassen. Zum Tempeh im Backteig anrichten.

Tempeh mit Sprossen 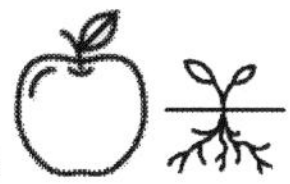

Kalorien: 348,3 kcal | Eiweiß: 32,1 Gramm | Fett: 8,3 Gramm | Kohlenhydrate: 34 Gramm

Zutaten für eine Person:

100 Gramm Tempeh | 2 EL Sojasauce | 2 EL Maismehl | 1 EL Olivenöl | 20 Gramm Brokkolisprossen | 20 Gramm Wasabisprossen | 20 Gramm Alfalfa Sprossen | 1/2 Apfel klein gewürfelt | 1 EL Limettensaft | 1 EL Walnussöl | Salz | Pfeffer | 2 EL Granatapfelkerne

Zubereitung:

Den Tempeh würfeln und in der Sojasauce marinieren. Im Maismehl wenden und im Olivenöl knusprig braten. In der Zwischenzeit die Sprossen mit dem Apfel vermengen und mit Limettensaft, Walnussöl, Salz und Pfeffer würzen. Die knusprigen Würfel zu den Sprossen anrichten und alles mit den Granatapfelkernen bestreuen.

Bambus One Pot Sirt Style

Kalorien: 201,5 kcal | Eiweiß: 8,3 Gramm | Fett: 8,6 Gramm | Kohlenhydrate: 21,5 Gramm

Zutaten für eine Person:

1/2 Zwiebel | 1/2 TL Ingwer | 1/2 TL Currypulver | 1 Chili | 1 TL Olivenöl | 50 Gramm Reis | 80 Gramm Brokkoli | 80 Gramm Bambussprossen | 150 ml Gemüsebrühe | Salz | Pfeffer | 2 EL Minze gehackt

Zubereitung:

Alle Zutaten in einen Kochtopf geben, mit einem Deckel verschließen und für 15 Minuten bei mittlerer Hitze köcheln lassen. Gelegentlich umrühren und vor dem Anrichten nach Bedarf nachwürzen.

Buchweizen One Pot

Kalorien: 397,5 kcal | Eiweiß: 13,8 Gramm | Fett: 8,2 Gramm | Kohlenhydrate: 64,5 Gramm

Zutaten für eine Person:

1/2 Zwiebel | 1 Zehe Knoblauch | 1 TL Olivenöl | 70 Gramm Buchweizen | 50 Gramm Kohlrabi | 100 ml passierte Tomaten | 100 ml Gemüsebrühe | 1/2 TL Oregano | eine Messerspitze Kreuzkümmel gemahlen | 1/2 TL Rosmarin gehackt | 2 EL Parmesan gerieben | 30 Gramm Endivienblätter in Streifen geschnitten

Zubereitung:

Zwiebel und Knoblauch klein schneiden und im Olivenöl glasig anschwitzen. Den Buchweizen und den gewürfelten Kohlrabi hinzugeben. Mit den passierten Tomaten und der Brühe aufgießen. Mit Oregano, Kümmel und Rosmarin würzen und den Topf mit einem Deckel verschließen. Bei kleiner Hitze für 30 Minuten kücheln lassen und gelegentlich umrühren. Den Parmesan einrühren, anrichten und die Endivienblätter unterheben.

Quinoa One Pot

Kalorien: 465,3 kcal | Eiweiß: 12,4 Gramm | Fett: 17,7 Gramm | Kohlenhydrate: 61 Gramm

Zutaten für eine Person:

1 Zehe Knoblauch | 1 Chili | eine Messerspitze Ingwer gerieben | 1 TL Olivenöl | 80 Gramm Quinoa | 150 ml Gemüsebrühe | 4 Kirschtomaten | 2 EL schwarze Bohnen vorgegart | 1 EL Mais | eine Messerspitze Koriander gemahlen | eine Prise Anispulver | Salz | Pfeffer | 1/4 Avocado | 1 EL Kerbel gehackt | 1 EL Petersilie gehackt | 1/2 Limette zum Garnieren

Zubereitung:

Knoblauch, Chili und Ingwer im Olivenöl anbraten und den Quinoa dazugeben. Umrühren und mit der Brühe aufgießen. Die Tomaten halbieren und zusammen mit den Bohnen und dem Mais in den Topf geben. Mit Koriander, Anis, Salz und Pfeffer würzen. Die Avocado würfeln und hinzugeben. Den Topf mit dem Deckel verschließen und alles bei kleiner Hitze für 15 Minuten garen lassen. Kerbel und Petersilie unterrühren, anrichten und mit der halben Limette garnieren.

Abendessen

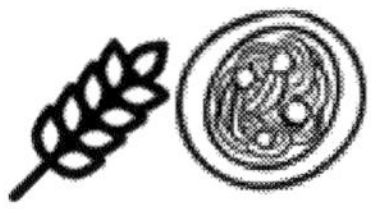

Buchweizen Pasta mit Pesto

Kalorien: 655,2 kcal | Eiweiß: 20,6 Gramm | Fett: 30,4 Gramm | Kohlenhydrate: 70,2 Gramm

Zutaten für eine Person:

100 Gramm Buchweizenspaghetti | 1 Zehe Knoblauch | 1 Bund Petersilie | 1/2 cm Ingwer | 2 EL geröstet Walnüsse | 1 EL Parmesan gerieben | 2 EL Olivenöl | Salz | Pfeffer | etwas Parmesan gehobelt zum Garnieren

Zubereitung:

Die Buchweizennudeln laut Packungsanweisung kochen und abseihen. In der Zwischenzeit den Knoblauch mit der Petersilie, dem Ingwer, den Walnüssen, dem Parmesan und dem Olivenöl im Mixer zu einem geschmeidigen Pesto pürieren. Die gekochten Nudeln in eine beschichtete Pfanne geben und mit dem Pesto erhitzen und gut vermengen.

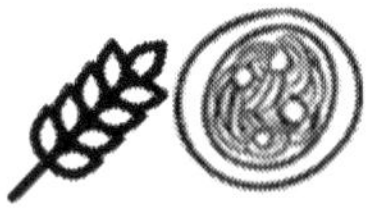

Buchweizen Pasta mit Tomatensauce

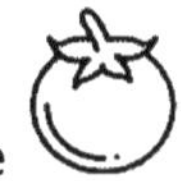

Kalorien: 540 kcal | Eiweiß: 18,5 Gramm | Fett: 10,7 Gramm | Kohlenhydrate: 79,8 Gramm

Zutaten für eine Person:

100 Gramm Buchweizennudeln | 1 rote Zwiebel | 2 Zehen Knoblauch | 1 TL Olivenöl | 1 TL Tomatenmark | 50 ml Rotwein | 120 Gramm stückige Tomaten | 1/2 TL Oregano | 1/2 TL Thymian | eine Messerspitze Kreuzkümmel gemahlen | 1/2 Lorbeerblatt | Salz | Pfeffer | etwas geriebenen Mozzarella zum Bestreuen

Zubereitung:

Die Nudeln laut Packungsanweisung kochen und abseihen. In der Zwischenzeit die rote Zwiebel und den Knoblauch hacken und im Olivenöl anbraten. Das Tomatenmark hinzugeben und eine Minute unter Rühren mitrösten. Mit dem Rotwein ablöschen und mit den Tomaten aufgießen. Mit Oregano, Thymian, Kümmel, Lorbeer, Salz und Pfeffer würzen und für 10 Minuten bei kleiner Hitze köcheln lassen. Die Nudeln untermengen, anrichten und mit Mozzarella bestreuen.

Buchweizen Pasta mit Kokossauce

Kalorien: 467,3 kcal | Eiweiß: 12,8 Gramm | Fett: 25,6 Gramm | Kohlenhydrate: 67,4 Gramm

Zutaten für eine Person:

100 Gramm Buchweizennudeln | 1 Schalotte | 1 TL Kokosöl | eine Messerspitze Kurkuma gemahlen | 1 EL Limettensaft | 70 ml Gemüsebrühe | 80 ml Kokosmilch | eine Prise Koriander gemahlen | eine Prise Bockshornklee | Salz | Pfeffer | 1 EL Koriander gehackt | 1 Chili gehackt zum Garnieren

Zubereitung:

Die Nudeln laut Packungsanleitung kochen und abseihen. In der Zwischenzeit die Schalotte klein schneiden und im Kokosöl anbraten. Mit Kurkuma würzen, mit Limettensaft ablöschen und mit Brühe un Kokosmilch aufgießen. Mit Koriander, Bockshornklee, Salz, Pfeffer und Koriander abschmecken. Die Nudeln einrühren, anrichten und mit Chili garnieren.

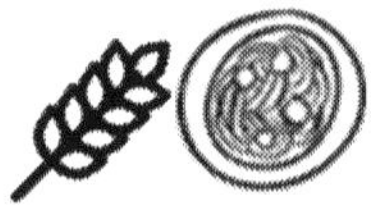

Buchweizen Pasta mit Käsesauce

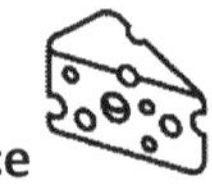

Kalorien: 508,3 kcal | Eiweiß: 28,8 Gramm | Fett: 11,6 Gramm | Kohlenhydrate: 68,8 Gramm

Zutaten für eine Person:

100 Gramm Buchweizennudeln | 1 Schalotte | 1 TL Butter | 1 TL Buchweizenmehl | 150 ml Milch | 50 Gramm Weichkäse | 1 Pak Choi | Salz | eine Messerspitze Cayennepfeffer | eine Prise Muskatnuss | 1 TL Parmesan zum Bestreuen | 1 EL Petersilie gehackt

<u>Zubereitung:</u>

Die Nudeln nach Packungsanweisung kochen und abseihen. In der Zwischenzeit die Schalotte klein schneiden und in der Butter glasig anschwitzen. Mit dem Buchweizenmehl bestäuben und mit der Milch aufgießen. Mit dem Schneebesen gut durchrühren, damit keine Klumpen entstehen. Den Weichkäse zerkleinern und einrühren. Den Pak Choi in Streifen schneiden und unterheben. Dezent salzen und mit Cayennepfeffer und Muskat würzen. Die Nudeln unterheben, durchrühren, anrichten und mit Parmesan und gehackter Petersilie bestreuen.

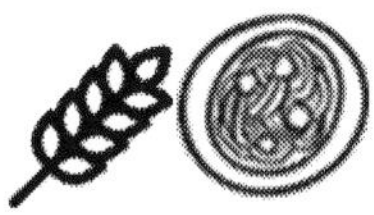

Buchweizen Pasta mit Kürbis

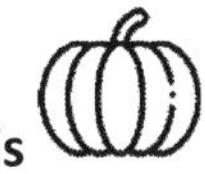

Kalorien: 520,6 kcal | Eiweiß: 15,6 Gramm | Fett: 9,5 Gramm | Kohlenhydrate: 89,8 Gramm

Zutaten für eine Person:

150 Gramm Hokkaido Kürbis | Salz | Pfeffer | Chilipulver | 100 Gramm Buchweizennudeln | 1 rote Zwiebel in Streifen geschnitten | 2 Zehe Knoblauch in Scheiben geschnitten | 2 EL Olivenöl | 1 TL Rosmarin fein gehackt | 1 EL Petersilie zum Garnieren

Zubereitung:

Den Kürbis würfeln , salzen, pfeffern und mit Chili bestreuen. Auf ein Backblech legen und bei 200° Celsius für 12 Minuten backen. Die Nudeln nach Packungsanweisung garen und abseihen. In der Zwischenzeit die Zwiebel und den Knoblauch im Olivenöl anbraten. Den Rosmarin hinzugeben und die Nudeln untermengen. Zuletzt den Kürbis unterheben, anrichten und mit Petersilie bestreuen.

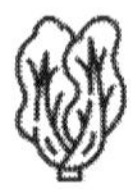 **Hoi Sin Wok**  

Kalorien: 233,6 kcal | Eiweiß: 11,9 Gramm | Fett: 12,7 Gramm | Kohlenhydrate: 16,1 Gramm

Zutaten für eine Person:

1/2 rote Zwiebel | 1/4 rote Paprika | 1 Chili | 100 Gramm Brokkoli | 100 Gramm grüne Bohnen | 1 EL Olivenöl | 100 ml Gemüsebrühe | 1 EL Hoisinsauce | 100 Gramm Pak Choi | 1 EL Erdnüsse geröstet | Salz | Pfeffer | 1 Frühlingszwiebel klein geschnitten zum Garnieren

Zubereitung:

Die rote Zwiebel, den Paprika und den Chili in Streifen schneiden, den Brokkoli in Rosen teilen und zusammen mit den Bohnen im Olivenöl anbraten. Für 4 Minuten braten lassen und mit der Brühe aufgießen. Die Hoi Sin Sauce einrühren. Den Pak Choi zerkleinern und unterheben. Die Erdnüsse einrühren, salzen, pfeffern und für weitere 4 Minuten fertig garen. Anrichten und mit den Frühlingszwiebel garnieren.

Seitanschnitzel natur mit Staudensellerie

Kalorien: 459,6 kcal | Eiweiß: 42,6 Gramm | Fett: 20,7 Gramm | Kohlenhydrate: 22,5 Gramm

Zutaten für eine Person:

100 Gramm Seitan | 1 EL Sojasauce | 1 EL griffiges Mehl Typ 1050 | 1 TL Olivenöl | 1 Zwiebel in Streifen geschnitten | 2 grüne Chilis | 150 Gramm Stangensellerie in Streifen geschnitten | 1 TL Walnussöl | 100 ml Gemüsebrühe | eine Prise Anispulver | 1/2 TL Kokosblütenzucker | 2 EL Walnüsse gehackt | Salz | Pfeffer

Zubereitung:

Den Seitan mit Sojasauce bepinseln und im Mehl wenden. Im Olivenöl von beiden Seiten für 3 Minuten knusprig braten. Die Zwiebel, die gehackten Chilis und den Stangensellerie im Walnussöl anbraten. Salzen und pfeffern und mit der Brühe aufgießen. Mit Anis und Kokosblütenzucker abschmecken. Die Walnüsse einrühren und das Gemüse für 4 Minuten fertig garen. Zusammen zum Schnitzel anrichten.

Seitanragout Frikassee Style

Kalorien: 235 kcal | Eiweiß: 34,4 Gramm | Fett: 3,6 Gramm | Kohlenhydrate: 14,7 Gramm

Zutaten für eine Person:

200 ml Gemüsebrühe | 1 Lorbeerblatt | 1 TL Kapern | 100 Gramm weißen Spargel geschält | 1 Schalotte | 60 Gramm weichen Seitan | 100 Gramm grüne Bohnen | Salz | weißen Pfeffer | eine Prise Muskatnuss | 1 EL saure Sahne | 1 TL Maismehl | 2 EL Wasser | 1 EL Schnittlauchringe zum Bestreuen

Zubereitung:

Die Brühe mit dem Lorbeerblatt und den gehackten Kapern aufkochen lassen. Den Spargel in 1 cm große Stücke schneiden, die Schalotte vierteln und beides hinzugeben. Den Seitan würfeln und zusammen mit den Bohnen in die Brühe geben. Salzen und pfeffern und mit Muskat abschmecken. Die saure Sahne einrühren. Das Maismehl mit dem Wasser glatt rühren und zügig mit dem Schneebesen in die Brühe einrühren und eindicken lassen. Unbedingt einmal aufkochen, damit der Mehlgeschmack nicht in den Vordergrund tritt. Nach weiteren 2 Minuten anrichten und mit Schnittlauch garnieren.

Seitan indisch 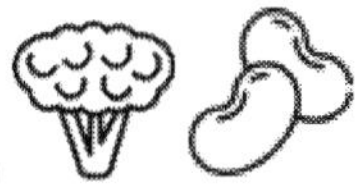

Kalorien: 313,8 kcal | Eiweiß: 37,8 Gramm | Fett: 8,7 Gramm | Kohlenhydrate: 19 Gramm

Zutaten für eine Person:

100 Gramm Seitan | 1/2 rote Zwiebel | 1 Zehe Knoblauch | eine Messerspitze Ingwer | eine Chili | 1 EL Garam Masala | 1 EL Olivenöl 1 TL Tomatenmark | 2 EL Orangensaft | 100 Gramm passierte Tomaten | 1 Lorbeerblatt | 100 Gramm dicke Bohnen |100 Gramm Blumenkohl | Salz | Pfeffer | 1 TL Joghurt | 1 EL Minze gehackt zum Garnieren

Zubereitung:

Den Seitan würfeln und die Zwiebel und den Knoblauch hacken. Zusammen mit Ingwer, Chili und Garam Masala im Olivenöl anbraten. Das Tomatenmark mitrösten und mit dem Orangensaft ablöschen. Gut durchrühren und mit den passierten Tomaten aufgießen. Mit dem Lorbeerblatt würzen. Die dicken Bohnen hinzugeben und den Blumenkohl in Rosen geteilt ebenfalls hinzugeben. Salzen, pfeffern und für 8 Minuten bei kleiner Hitze köcheln lassen. Joghurt einrühren, anrichten und mit Minze bestreuen.

Veganes Moussaka 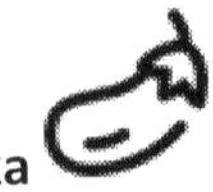

Kalorien: 504,2 kcal | Eiweiß: 35,9 Gramm | Fett: 24,3 Gramm | Kohlenhydrate: 31,9 Gramm

Zutaten für eine Person:

100 Gramm Sojahack (veganes Hackfleisch) | 1 Schalotte | eine Messerspitze Ingwer gerieben | 1 EL Olivenöl | 1 TL Tomatenmark | 100 Gramm stückige Dosentomaten | 1/2 TL Thymian | 1/2 TL Majoran | eine Messerspitze Kreuzkümmel gemahlen | eine Prise Zimt gemahlen | Salz | Pfeffer | 1 Kartoffel gekocht | 100 Gramm Aubergine | 100 ml vegane Sahne | 100 Gramm veganen Mozzarella

Zubereitung:

Das Sojahack mit der gehackten Schalotte und dem Ingwer im Olivenöl anbraten. Das Tomatenmark mitrösten und mit den stückigen Tomaten aufgießen. Mit Thymian, Majoran, Kümmel, Zimt, Salz und Pfeffer würzen und 8 Minuten köcheln lassen. Die Kartoffel un die Aubergine in Scheiben schneiden. Kartoffeln in eine Auflaufform schlichten, mit der Hälfte der Sauce bedecken, die Auberginen darauf verteilen, die restliche Sauce darauf verteilen, mit der veganen Sahne übergießen und mit der veganen Mozzarella bestreuen. Alles bei 170° Celsius für 25 Minuten backen.

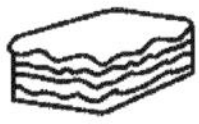

Vegane Lasagne

Kalorien: 573,5 kcal | Eiweiß: 23,9 Gramm | Fett: 5,7 Gramm | Kohlenhydrate: 103,2 Gramm

Zutaten für eine Person:

1 Schalotte | 1 Zehe Knoblauch | 50 Gramm Stangensellerie | 30 Gramm Buchweizen |1 TL Olivenöl | 150 Gramm stückige Dosentomaten | 1/2 TL Oregano | eine Prise Kreuzkümmel gemahlen | Salz | Pfeffer | 120 Gramm Lasagneblätter Vollkorn | 100 ml Sojamilch | eine Messerspitze Muskatnuss | 1 TL Maismehl | 1 EL Wasser | 100 Gramm veganer Käse

Zubereitung:

Die Schalotte, den Knoblauch und den Stangensellerie klein schneiden und den Buchweizen weich kochen. Das Gemüse im Olivenöl anrösten und den weichen und abgetropften Buchweizen dazugeben. Mit den Dosentomaten aufgießen und mit Oregano, Kümmel, Salz und Pfeffer würzen. Für 8 Minuten köcheln lassen. In eine feuerfeste Form die Lasagneblätter abwechselnd mit der Sauce schichten. Die Sojamilch mit dem Muskat aufkochen. Das Maismehl mit dem Wasser verrühren und mit dem Schneebesen in die kochende Milch einrühren. Salzen und über der Lasagen verteilen. Mit dem veganen Käse bestreuen. Im Backofen bei 170° Celsius und Ober- und Unterhitze für 45 Minuten backen.

Kohlrabi-Rostbraten

Kalorien: 236,4 kcal | Eiweiß: 4,4 Gramm | Fett: 17,4 Gramm | Kohlenhydrate: 13,8 Gramm

Zutaten für eine Person:

2 Scheiben Kohlrabi 1 cm dick | 1 EL Semmelbrösel | 1 EL Walnüsse gerieben | 10 Gramm Butter |1 EL Petersilie fein gehackt | 1 Zehe Knoblauch fein gehackt | Salz | eine Prise Chilipulver | 1 TL Olivenöl

Zubereitung:

Den Kohlrabi für 2 Minuten in kochendem Salzwasser kochen und vorsichtig herausnehmen. Die Semmelbrösel und die Walnüsse in der Butter anschwitzen und Petersilie und Knoblauch untermengen. Salzen und mit Chili würzen. Den Kohlrabi in einer Pfanne im Olivenöl von beiden Seiten anbraten. Auf dem Kohlrabi nun die Masse verteilen und im Backrohr bei 200° Celsius für 8 Minuten überbacken lassen. Du kannst den Kohlrabi direkt mit der Pfanne ins Rohr schieben.

Scharfes Linsencurry

Kalorien: 443,8 kcal | Eiweiß: 18,1 Gramm | Fett: 17,9 Gramm | Kohlenhydrate: 49,6 Gramm

Zutaten für eine Person:

1 TL gelbe Currypaste | 1 Chili | 1 TL Olivenöl | 100 ml Gemüsebrühe | 50 ml Kokosmilch | 60 ml rote Linsen aus der Dose | 1 Stange Stangensellerie | 1/4 Apfel | 20 Gramm Spinat | 1 Limettenblatt | Salz | Pfeffer | eine Prise Süßholz gemahlen | eine Prise Bockshornklee | 1 EL Liebstöckel zum Bestreuen

Zubereitung:

Die gelbe Currypaste und den klein gehackten Chili im Olivenöl anrösten. Mit der Brühe aufgießen und mit dem Schneebesen durchrühren, damit sich die Paste auflöst. Mit der Kokosmilch verfeinern und die Linsen dazugeben. Stangensellerie und Apfel klein schneiden und zusammen mit dem grob gehackten Spinat ins Curry geben. Mit Salz, Pfeffer, Süßholz und Bockshornklee würzen. Für 8 Minuten bei kleiner Hitze köcheln lassen, anrichten und großzügig mit Liebstöckel bestreuen.

Pilzpfanne Jäger Style

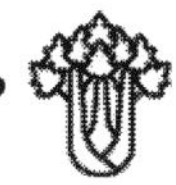

Kalorien: 223,9 kcal | Eiweiß: 15 Gramm | Fett: 13,5 Gramm | Kohlenhydrate: 8,9 Gramm

Zutaten für eine Person:

1/2 rote Zwiebel | 1 Zehe Knoblauch | eine Messerspitze Ingwer gerieben | 1 EL Olivenöl | 50 Gramm geräucherter Tofu | 1/2 Stange Stangensellerie | 80 Gramm Pfifferlingen | 80 Gramm Steinpilze | 80 Gramm Egerlinge | Saft einer Bio-Zitrone | 100 ml Gemüsebrühe | 100 ml saure Sahne | 1/2 TL flüssiger Rauch | eine Prise Kreuzkümmel gemahlen | Salz | Pfeffer | 1 EL Liebstöckel gehackt | 1 EL Petersilie gehackt

Zubereitung:

Zwiebel und Knoblauch hacken und zusammen mit dem Ingwer im Olivenöl anschwitzen. Den Tofu würfeln und den Stangensellerie in Scheiben schneiden. Hinzugeben und für drei Minuten braten lassen. Die geputzten Pfifferlinge und die klein geschnittenen restlichen Pilze hinzugeben. Mit dem Zitronensaft ablöschen und mit der Brühe aufgießen. Für 6 Minuten köcheln lassen und mit der sauren Sahne verfeinern. Mit flüssigem Rauch, Kümmel, Salz, Pfeffer und Liebstöckel würzen. Für weiterer 4 Minuten bei kleiner Hitze simmern lassen. Anrichten und mit gehackter Petersilie bestreuen.

Fruchtiger Linsen Dhal

Kalorien: 307,7 kcal | Eiweiß: 18,2 Gramm | Fett: 2,1 Gramm | Kohlenhydrate: 52 Gramm

Zutaten für eine Person:

1/2 TL Ingwer gerieben | 1 Zehe Knoblauch | 1/2 TL Currypulver | 1 TL Paprikapaste | 1 TL Kokosöl | 60 Gramm rote Linsen aus der Dose | 100 Gramm passierte Tomaten | 80 ml Gemüsebrühe | 50 Gramm Weintrauben | eine Messerspitze Amchur | eine Prise Asafötida | Salz | Pfeffer | 1 Frühlingszwiebel geschnitten zum Garnieren

Zubereitung:

Ingwer, gehackten Knoblauch, Curry und Paprikapaste im Kokosöl anbraten. Die Linsen dazugeben und mit den passierten Tomaten und der Brühe aufgießen. Die Weintrauben halbieren und dazugeben. Mit Amchur und Asafötida, Salz und Pfeffer würzen und für 8 Minuten bei mittlerer Hitze köcheln lassen. Anrichten und mit den Frühlingszwiebeln garnieren.

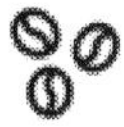

Linsenbratlinge

Kalorien: 272,8 kcal | Eiweiß: 14,7 Gramm | Fett: 9,4 Gramm | Kohlenhydrate: 30,4 Gramm

Zutaten für eine Person:

1/2 Zwiebel | 1/2 Zehe Knoblauch | 1 TL Olivenöl | 100 Gramm Linsen vorgegart | 1 EL Karotten fein gerieben | 2 EL Haferflocken | 1 EL Sojamehl | 1 TL Senf | 1/2 TL Thymian | 1/2 TL Kreuzkümmel gemahlen | 1 EL Petersilie gehackt | Öl zum Braten

Zubereitung:

Die Zwiebel und den Knoblauch hacken und im Olivenöl braten. Aus der Pfanne nehmen und mit den Linsen, den Möhren, den Haferflocken und dem Sojamehl gut verkneten. Mit Senf, Thymian, Kümmel und Petersilie würzen und die Masse zu Laibchen formen. Im Öl auf beiden Seiten für etwa 2 Minuten braten.

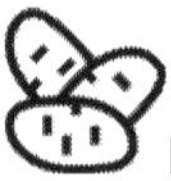

Kartoffelpfanne

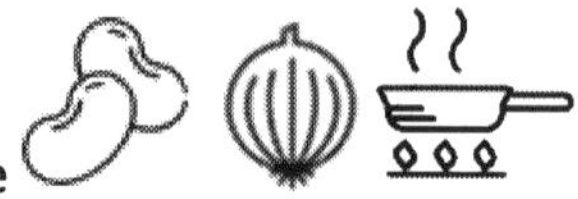

Kalorien: 181,7 kcal | Eiweiß: 10,1 Gramm | Fett: 3 Gramm | Kohlenhydrate: 27,4 Gramm

Zutaten für eine Person:

120 Gramm gekochte Kartoffel | 1/2 rote Zwiebel | 2 Zehe Knoblauch | 1 EL Olivenöl | 60 Gramm grüne Bohnen | 50 Gramm Zucchini | 50 Gramm Tofu geräuchert | 1/2 TL Paprikapulver scharf | 1/2 TL Majoran | 1/2 TL Kreuzkümmelsamen | Salz | Pfeffer | 1 EL Petersilie gehackt | 1 TL Kerbel gehackt

Zubereitung:

Die Kartoffeln in Scheiben schneiden, Zwiebel und Knoblauch hacken und alles Zusammen im Olivenöl knusprig anbraten. Die Bohnen und die gewürfelten Zucchini, sowie den gewürfelten Tofu dazugeben. Mit Paprika, Majoran, Kümmel, Salz, Pfeffer, Petersilie und Kerbel würzen. Für weitere drei Minuten braten und anrichten.

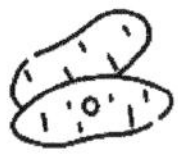

Süßkartoffeln mit roten Zwiebeln

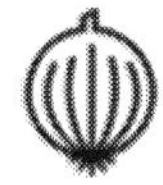

Kalorien: 439,6 kcal | Eiweiß: 7,7 Gramm | Fett: 15,8 Gramm | Kohlenhydrate: 63,6 Gramm

Zutaten für eine Person:

150 Gramm Süßkartoffeln | 100 Gramm rote Zwiebel | 1/4 rote Paprika | 1 EL rote Currypaste | 2 EL Olivenöl | 1 TL Rosmarin fein gehackt | 2 EL Joghurt | 1/3 TL Ingwer gerieben | 1 EL Petersilie | 1 EL Schnittlauchringe | Salz | Pfeffer

Zubereitung:

Die Süßkartoffeln, die Zwiebel und die Paprika klein schneiden und zusammen mit der Currypaste und dem Öl gut vermengen. Mit Rosmarin würzen und auf ein Backblech geben. Für 40 Minuten bei 180° Celsius bei Ober- und Unterhitze backen. In der Zwischenzeit aus Joghurt, Ingwer, Petersilie, Schnittlauch, Salz und Pfeffer einen Dip rühren und zu den Kartoffeln anrichten.

Gegrillte Violetta Kartoffeln mit Hummus Dip

Kalorien: 358,9 kcal | Eiweiß: 11,3 Gramm | Fett: 11,3 Gramm | Kohlenhydrate: 50,6 Gramm

Zutaten für eine Person:

3 Violetta-Kartoffeln halbiert | 2 EL Olivenöl | 1 TL Rosmarin gehackt | eine Messerspitze Paprikapulver edelsüß | Salz | Pfeffer | 100 Gramm Kichererbsen | 1 EL Hüttenkäse | 1 Zehe Knoblauch | 1 Stängel Koriander mit Wurzel | 1 TL gerösteter Sesam

Zubereitung:

Die Kartoffeln mit dem Olivenöl auf der Oberseite bestreichen und mit Rosmarin, Paprika, Salz und Pfeffer würzen. Auf dem Grill oder im Backofen bei 180° Celsius für 20 Minuten backen. In der Zwischenzeit die Kichererbsen mit dem Hüttenkäse, dem Knoblauch, dem Koriander und dem Sesam in den Mixer geben und zu Hummus pürieren. Mit Salz und Pfeffer abschmecken und zu den Violettakartoffeln anrichten.

Lady Steak mit Kürbis

Kalorien: 370,3 kcal | Eiweiß: 26 Gramm | Fett: 17,9 Gramm | Kohlenhydrate: 23,8 Gramm

Zutaten für eine Person:

100 Gramm Rinderfilet | Salz | bunter Pfeffer | 1 TL Olivenöl | ein Zweig Rosmarin | 150 Gramm Hokkaido Kürbis 2 cm Würfel | 1 Shiitake Pilz | 1/2 rote Zwiebel | 1 EL Walnussöl | 1/2 TL Thymian | 1 EL gehackte Walnüsse | eine Messerspitze Chilipulver | 1 EL Estragon grob gehackt zum bestreuen

Zubereitung:

Das Fleisch salzen und pfeffern und im Olivenöl zusammen mit dem Rosmarin von beiden Seiten für 2 Minuten braten. Den Kürbis würfeln und den Pilz und die Zwiebel klein schneiden. Im Walnussöl anbraten und mit Thymian würzen. Mit Walnüssen und Chili verfeinern und mit Salz und Pfeffer abschmecken. Für 8 Minuten braten lassen, zusammen mit dem Steak anrichten und mit Estragon bestreuen.

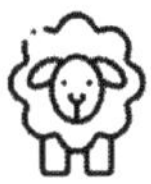

Lammragout mit Möhren

Kalorien: 266,8 kcal | Eiweiß: 26,3 Gramm | Fett: 11,2 Gramm | Kohlenhydrate: 13,3 Gramm

Zutaten für eine Person:

1 kleine Zwiebel | 1 Zehe Knoblauch | 1 EL Olivenöl | 120 Gramm Lammrücken geschnetzelt | 1 TL Tomatenmark | 1 Karotte | 180 ml Gemüsebrühe | 1/2 TL Thymian | 1/2 TL 5-Gewürze Mischung | Salz | Pfeffer | 1 EL Kerbel gehackt

Zubereitung:

Die Zwiebel und den Knoblauch grob hacken und im Olivenöl anschwitzen. Den Lammrücken dazugeben, anrösten und das Tomatenmark mitrösten. Die Karotte in Scheiben schneiden, 2 Minuten mitbraten und mit der Brühe aufgießen. Mit Thymian und der 5-Gewürze Mischung abschmecken. Salzen, pfeffern und mit Kerbel verfeinern. Für 15 Minuten bei mittlerer Hitze simmern lassen.

Pute mit Apfel und Pilzen

Kalorien: 376,2 kcal | Eiweiß: 30,4 Gramm | Fett: 6,9 Gramm | Kohlenhydrate: 45,8 Gramm

Zutaten für eine Person:

100 Gramm Putenbrust | 2 Schalotten | 100 Gramm Kräuterseitlinge | 1 TL Olivenöl | 1/2 TL Currypulver | 1 Apfel | 1 EL Zitronensaft | 100 ml Gemüsebrühe | 50 ml Sojasahne | 1/2 TL Thymian | Salz | eine Messerspitze Cayennepfeffer | 1 EL Schnittlauchringe zum Garnieren

Zubereitung:

Die Pute würfeln, die Schalotte in feine Ringe schneiden und die Pilze in Scheiben schneiden. Im Olivenöl anbraten und das Currypulver mitrösten. Den Apfel würfeln und hinzugeben. Nach etwas 5 Minuten mit Zitronensaft und Brühe aufgießen. Mit der Sojasahne verfeinern und mit Thymian, Salz und Cayennepfeffer würzen. Für 6 Minuten bei mittlerer Hitze köcheln lassen, anrichten und mit dem Schnittlauch garnieren.

Huhn mit Birne und Bohnen

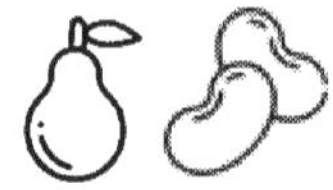

Kalorien: 254,4 kcal | Eiweiß: 26,5 Gramm | Fett: 6,1 Gramm | Kohlenhydrate: 21,7 Gramm

Zutaten für eine Person:

100 Gramm Hühnerbrust ohne Haut | 1/2 rote Zwiebel | 1 TL Olivenöl | 100 Gramm grüne Bohnen | 1/2 rote Paprika | 1 kleine feste Birne | 100 ml Gemüsebrühe | 1 EL Sojasauce | 1 TL Tamarindensauce | 1/2 TL Rosmarin fein gehackt | Salz | Pfeffer | etwas Abrieb einer Bio-Zitrone zum Garnieren

Zubereitung:

Das Huhn und die Zwiebel in Streifen schneiden. Im Olivenöl anbraten und die grünen Bohnen, sowie die in Streifen geschnittene Paprika und die gewürfelte Birne hinzugeben. Für drei Minuten alles durchschwenken und mit der Brühe aufgießen. Mit Sojasauce und Tamarindensauce abschmecken und mit Rosmarin, Salz und Pfeffer würzen. Nach weiteren 6 Minuten Kochzeit anrichten und mit dem Zitronenabrieb garnieren.

Fisch mit Kressesauce

Kalorien: 200,1 kcal | Eiweiß: 19,2 Gramm | Fett: 11,5 Gramm | Kohlenhydrate: 3,6 Gramm

Zutaten für eine Person:

1 Forellenfilet mit Haut | Salz | Zitronenpfeffer | 1 TL Butter | 1 Schalotten | eine Messerspitze Ingwer gerieben | 1 TL Walnussöl | 1 EL Apfelessig | 100 ml Gemüsebrühe | 2 EL Sauerrahm | 10 Gramm Kresse | 1 Salbeiblatt | eine Messerspitze Chilipulver | eine Prise Muskatnuss

Zubereitung:

Die Forelle salzen und pfeffern und in der Butter auf der Hautseite für 4 Minuten braten. In der Zwischenzeit die Schalotte fein schneiden und mit dem Ingwer im Walnussöl anbraten. Mit dem Apfelessig ablöschen und mit der Brühe aufgießen. Für drei Minuten einköcheln lassen und den Sauerrahm einrühren. Die Kresse durchhacken und zusammen mit dem zerkleinerten Salbei, dem Chili und dem Muskat in die Sauce geben. Aufkochen lassen und zur Forelle anrichten.

Garnelen mit roter Bete

Kalorien: 297,6 kcal | Eiweiß: 26,6 Gramm | Fett: 13,5 Gramm | Kohlenhydrate: 15,4 Gramm

Zutaten für eine Person:

100 Gramm Rote Bete gekocht | 1 Zehe Knoblauch fein gehackt | eine Messerspitze Ingwer gerieben | 1 Chili gehackt | 1 EL Grapefruitsaft | etwas Abrieb der Grapefruit | 1 EL Petersilie gehackt | 1 EL Kerbel gehackt | 1 EL Walnussöl | Salz | Pfeffer | 100 Gramm Garnelen ohne Kopf und Schale | 1 TL Butter | 1 EL gehackte Erdnüsse geröstet zum Bestreuen

Zubereitung:

Die rote Bete hauchdünn aufschneiden und auf einem Teller wie ein Carpaccio anrichten. Den Knoblauch mit dem Ingwer, der Chili, dem Grapefruitsaft, dem Abrieb, der Petersilie, dem Kerbel und dem Walnussöl verrühren. Mit Salz und Pfeffer abschmecken und die Marinade auf der roten Bete verteilen. Die Garnelen salzen und pfeffern und in der Butter für 4 Minuten braten. Auf der roten Bete anrichten und alles mit den gehackten Erdnüssen bestreuen.

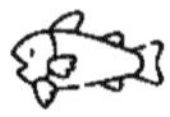

Thunfisch mit Sellerie-Sauce

Kalorien: 326,9 kcal | Eiweiß: 24,2 Gramm | Fett: 17,8 Gramm | Kohlenhydrate: 15 Gramm

Zutaten für eine Person:

100 Gramm Thunfischsteak | Salz | Steakpfeffer | 1 TL Olivenöl | 100 Gramm Sellerie geschält | 1/4 Apfel geschält | 1/2 cm Ingwer | 100 ml Gemüsebrühe | weißen Pfeffer | eine Prise Muskatnuss | 1 EL Frischkäse | 1 EL Petersilie gehackt

Zubereitung:

Den Thunfisch salzen und pfeffern und im Olivenöl von beiden Seiten für 3 Minuten braten. In der Zwischenzeit den Sellerie, den Apfel und den Ingwer raspeln und in der Brühe köcheln. Mit weißem Pfeffer und Muskat würzen. Den Frischkäse und die Petersilie einrühren und für 5 Minuten köcheln lassen. Zusammen mit dem Fisch anrichten.

Tintenfisch in Knoblauch

Kalorien: 247,3 kcal | Eiweiß: 19,9 Gramm | Fett: 14,6 Gramm | Kohlenhydrate: 7,2 Gramm

Zutaten für eine Person:

100 Gramm Tintenfisch | 3 Zehe Knoblauch | 1 kleine Chilischote | eine Messerspitze Ingwer gerieben | 2 Oliven | 2 EL Olivenöl | 1 EL Zitronensaft | 2 EL Koriander grob gehackt | Salz | Pfeffer

Zubereitung:

Den Tintenfisch mit dem gehackten Knoblauch und der klein geschnittenen Chili, sowie mit dem Ingwer und den geviertelten Oliven im Olivenöl anbraten. Nach 5 Minuten mit dem Zitronensaft ablöschen. Kurz verdunsten lassen, den Koriander einrühren, mit Salz und Pfeffer würzen und anrichten.

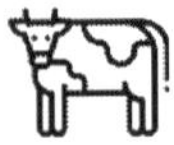

Kurkuma Rind nach Sirt Art

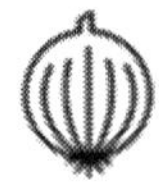

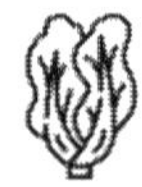

Kalorien: 253,8 kcal | Eiweiß: 24,4 Gramm | Fett: 11,4 Gramm | Kohlenhydrate: 7,9 Gramm

Zutaten für eine Person:

100 Gramm Rinderfilet | 1 rote Zwiebel | 1 EL Olivenöl | 1/2 TL Kurkuma gemahlen | eine Messerspitze schwarzen Pfeffer | eine Prise Zimt gemahlen | 150 Gramm Pak Choi | 2 EL Rotwein | 100 ml Gemüsebrühe | 2 EL Sojasauce | 1 EL Petersilie zum Garnieren

Zubereitung:

Das Rind in dicke Streifen schneiden und den roten Zwiebel fein hacken. Zusammen im Olivenöl anbraten. Mit Kurkuma und schwarzem Pfeffer, sowie Zimt ordentlich würzen. Den Pak Choi grob schneiden und hinzugeben. 3 Minuten braten lassen und mit dem Rotwein ablöschen. Den Alkohol verdampfen lassen und mit der Brühe aufgießen. Mit Sojasauce abschmecken, anrichten und mit der Petersilie garnieren.

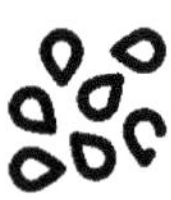

Chia Huhn

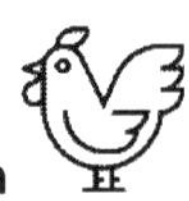

Kalorien: 236,1 kcal | Eiweiß: 27,5 Gramm | Fett: 10,1 Gramm | Kohlenhydrate: 7 Gramm

Zutaten für eine Person:

100 Gramm Hühnerbrust in dünne Streifen geschnitten | 50 Gramm Lauch in feine Streifen geschnitten | 50 Gramm Stangensellerie in Streifen geschnitten | 50 Gramm Karotte in feine Streifen geschnitten | 1 EL Olivenöl | 2 EL Chiasamen | 100 ml Gemüsebrühe | Salz | Pfeffer | 1 EL Kerbel gehackt zum Garnieren

Zubereitung:

Das Huhn, den Lauch, den Stangensellerie und die Karotte in Olivenöl anbraten. Für 5 Minuten braten lassen, die Chiasamen hinzugeben, anrösten und mit der Brühe aufgießen. Salzen, pfeffern und bei kleiner Hitze für weitere 4 Minuten köcheln lassen. Anrichten und mit Kerbel bestreuen.

Shashuka nach Sirt Art

Kalorien: 218,4 kcal | Eiweiß: 9,6 Gramm | Fett: 11 Gramm | Kohlenhydrate: 18,9 Gramm

Zutaten für eine Person:

1/2 Zwiebel | 1 Zehe Knoblauch | 1/2 Spitzpaprika | 1 Chili | 1 EL Olivenöl | 1 TL Tomatenmark | 200 Gramm stücke Tomaten | 1/2 TL Majoran | eine Messspitze Kreuzkümmel gemahlen | 2 EL Petersilie gehackt | Salz | Pfeffer | 1 Ei | 1 TL Estragon gehackt zum Bestreuen

Zubereitung:

Die Zwiebel, den Knoblauch, den Spitzpaprika und die Chili klein schneiden und für 5 Minuten im Olivenöl langsam angaren. Das Tomatenmark mitrösten und mit den stückigen Tomaten aufgießen. Mit Majoran. Kümmel, Petersilie, Salz und Pfeffer würzen und gut aufkochen lassen. Das Ei mittig einschlagen und in der Flüssigkeit garen lassen. Anrichten und mit dem Estragon bestreuen.

Süßspeisen

Bananenspieß mit Schokolade

Kalorien: 406,9 kcal | Eiweiß: 6,1 Gramm | Fett: 27,8 Gramm | Kohlenhydrate: 28,7 Gramm

Zutaten für eine Person:

100 Gramm Banane | 4 Weintrauben | 50 Gramm Schokolade zartbitter 85% | 1 EL Rotwein

Zubereitung:

Die Banane in Scheiben schneiden und die Weintrauben halbieren. Alles abwechselnd auf einen Spieß fädeln. Die zartbittere Schokolade im Rotwein über einem heißen Wasserbad schmelzen lassen. Die flüssige Schokolade über den Fruchtspieß träufeln. Auf ein Kuchengitter legen und erkalten lassen.

Schokopudding

Kalorien: 192,3 kcal | Eiweiß: 5,5 Gramm | Fett: 11.1 Gramm | Kohlenhydrate: 16,2 Gramm

Zutaten für eine Person:

150 ml Sojamilch | 1/2 TL Kokosblütenzucker | eine Prise Salz | 2 EL geriebene Schokolade zartbitter 85% | 1 EL Maismehl

Zubereitung:

Die Sojamilch erhitzen und den Kokosblütenzucker und das Salz darin auflösen. Die geriebene Schokolade hinzugeben und gut schmelzen lassen. Das Maismehl mit dem Schneebesen einrühren. Es dürfen keinen Klumpen entstehen. Unter ständigem Rühren aufkochen lassen, bis der Pudding eingedickt ist. In eine Schüssel füllen und auskühlen lassen.

Schokohummus

Kalorien: 125,9 kcal | Eiweiß: 5,5 Gramm | Fett: 2,1 Gramm | Kohlenhydrate: 20,5 Gramm

Zutaten für eine Person:

80 Gramm Kichererbsen gegart | 1 gehäufter EL Kakao doppelt entölt | 1 TL Dattelsüße | eine Messerspitze Zimt gemahlen | eine kleine Prise Salz | eine Prise Süßholz gemahlen | etwas Zitronenabrieb

Zubereitung:

Alle Zutaten in den Mixer oder die Küchenmaschine geben und zu einem cremigen Brei pürieren. In nur wenigen Sekunden ist diese leckere, leichte und gesunde Dessertcreme fertig.

Erdnuss Hummus

Kalorien: 312,5 kcal | Eiweiß: 11,5 Gramm | Fett: 22,6 Gramm | Kohlenhydrate: 13,4 Gramm

Zutaten für eine Person:

30 Gramm Erdnüsse | 30 Gramm Kichererbsen | 1 EL Frischkäse | 1/2 TL Kokosblütenzucker | eine Messerspitze Nelkenpulver | eine Messerspitze Vanillepulver

Zubereitung:

Die Erdnüsse am besten über Nacht in Wasser einweichen und abseihen. Alle Zutaten anschließend in den Mixer oder die Küchenmaschine geben und zu einem cremigen Püree mixen. Du kannst anstatt Vanille auch Kakao nehmen oder die Creme mit diversen Backaromen aromatisieren.

Energiekugeln mit Erdnüssen, Kichererbsen und Schokolade

Kalorien: 296,9 kcal | Eiweiß: 18,2 Gramm | Fett: 16,5 Gramm | Kohlenhydrate: 16,9 Gramm

Zutaten für eine Person:

30 Gramm Kichererbsen püriert | 3 EL geröstete Erdnüsse gehackt | 1 getrocknete Dattel fein gehackt | 1 TL Kakao | 1 TL Proteinpulver mit Schokoladengeschmack | eine Messerspitze Lebkuchengewürz

Zubereitung:

Alle Zutaten gut verkneten und mit feuchten Händen zu Kugeln formen. Die Kugeln für eine Stunde im Kühlschrank durchziehen lassen. Im Sommer kannst du diese Kugeln auch einfrieren.

Apfel-Pancakes

Kalorien: 197,3 kcal | Eiweiß: 14 Gramm | Fett: 12,9 Gramm | Kohlenhydrate: 4,9 Gramm

Zutaten für eine Person:

50 ml Sojamilch | 2 EL Apfelmus ohne Zuckerzusatz | 1 Ei | 2 EL Sojamehl | 1/2 TL Weinstein Backpulver | eine Messerspitze Zimt gemahlen | 1 TL Walnussöl zum Backen | etwas Puderxylit zum Bestäuben

Zubereitung:

Die Sojamilch mit dem Apfelmus und dem Ei ut verquirlen. Das Sojamehl und das Backpulver, sowie den Zimt mit dem Schneebesen zügig einarbeiten. Das Walnussöl in der Pfanne erhitzen und den Teig zu goldgelben Pancakes backen. Mit Puderxylit bestreuen.

Beerenragout

Kalorien: 106,8 kcal | Eiweiß: 2,2 Gramm | Fett: 1,1 Gramm | Kohlenhydrate: 17,6 Gramm

Zutaten für eine Person:

Saft einer Orange | 20 ml Rotwein | eine Messerspitze Vanillemark | eine Prise Nelkenpulver | eine kleine Prise Anispulver | 50 Gramm Brombeeren | 30 Gramm Himbeeren | 80 Gramm Erdbeeren | 1/2 TL Maismehl | 1 EL Wasser

Zubereitung:

Alle Zutaten außer Maismehl und Wasser in einen Topf geben und für 5 Minuten aufkochen lassen. Das Maismehl mit dem Wasser verrühren und in die Beerenmasse einrühren. Ein weiteres Mal aufkochen lassen, damit eine sämige Sauce entsteht.

Matcha Cup Cakes

Kalorien: 5,8,5 kcal | Eiweiß: 23,9 Gramm | Fett: 35,4 Gramm | Kohlenhydrate: 20 Gramm

Zutaten für vier Cupcakes:

2 EL weicher Butter | 1 Ei | 1 TL Kokosblütenzucker | 1 EL Frischkäse | 3 EL Mandelmehl | 2 EL gemahlene Walnüsse | 1/2 TL Weinstein Backpulver | 1 TL Matchapulver | eine Prise Salz

Für das Topping

2 EL weiche Butter | 1 TL Kokosblütenzucker | 1/2 TL Matchapulver

Zubereitung:

Die Butter mit dem Ei und dem Kokosblütenzucker schaumig schlagen und den Frischkäse einrühren. Mandelmehl, Walnüsse, Backpulver, Matcha und Salz hinzufügen und gut durchrühren. In 4 Muffinformen füllen und diese bei Ober- und Unterhitze bei 170° Celsius für 12 Minuten backen. Die Zutaten für das Topping verrühren und auf den ausgekühlten Muffins verteilen.

Schoko Cup Cakes

Kalorien: 975,3 kcal | Eiweiß: 31,4 Gramm | Fett: 79,8 Gramm | Kohlenhydrate: 25,4 Gramm

Zutaten für vier Cup Cakes:

Für die Cupcakes

1 Ei | 30 Gramm weiche Butter | 1 TL Dattelsüsse | 30 Gramm flüssige Schokolade zartbitter 85% | 50 ml Sojamilch | 60 Gramm Walnussmehl | 1 TL Weinstein Backpulver | 1 EL Kakao

Für das Frosting

150 Sahne | 1 EL Sahnesteif | 1 EL Kakao

Zubereitung:

Alle Zutaten für die Cup Cakes gut verrühren und die Masse in vier Förmchen füllen. Bei Ober- und Unterhitze bei 170° Celsius ins Backrohr schieben und für 12 Minuten backen. Herausnehmen und auskühlen lassen. Die Sahne mit dem Kakao und dem Sahnesteif aufschlagen und auf die Muffins aufspritzen.

Ingwer Zimt Cup Cakes

Kalorien: 632,3 kcal | Eiweiß: 13,3 Gramm | Fett: 38,4 Gramm | Kohlenhydrate: 53,8 Gramm

Zutaten für vier Cup Cakes:

Für die Cupcakes

50 Gramm Butter | 1 TL Kokosblütenzucker | 1 Ei | 1 EL fein gerieben Karotten | 1/2 TL Ingwer gerieben | 50 Gramm Mehl | 1 TL Weinstein Backpulver | 1 TL Orangensaft | 2 EL Walnussmilch | 1/2 TL Zimt gemahlen

Für das Topping

2 EL Frischkäse | 1 EL Orangenmarmelade | eine Prise Nelkenulver

Zubereitung:

Alle Zutaten für die Cup Cakes gut verrühren und die Masse in vier Förmchen füllen. Bei 170° Celsius bei Ober- und Unterhitze für 15 Minuten backen, herausnehmen und auskühlen lassen. Den Frischkäse mit der Marmelade und dem Nelkenpulver verrühren und auf den kalten Muffins verteilen.

Kaffee-Dattel-Creme mit Kichererbsen

Kalorien: 138 kcal | Eiweiß: 2,8 Gramm | Fett: 3,9 Gramm | Kohlenhydrate: 22 Gramm

Zutaten für eine Person:

2 Datteln | 1 Espresso | 30 Gramm Kichererbsen gegart | 1 Walnuss | eine Messerspitze Nelkenpulver | eine kleine Prise Salz | etwas Zitronenabrieb

Zubereitung:

Alle Zutaten in die Küchenmaschine geben und zu einer sämigen Creme pürieren. Kalt stellen oder sofort genießen.

Blaubeeren Muffins

Kalorien: 313,8 kcal | Eiweiß: 7,1 Gramm | Fett: 18,7 Gramm | Kohlenhydrate: 27,1 Gramm

Zutaten für vier Törtchen:

2 EL weiche Butter | 1 Ei | 2 EL Reismilch | 1 TL Kokosblütenzucker | 50 Gramm Mehl | 1 EL gemahlene Walnüsse | 1 TL Weinstein Backpulver | eine Messerspitze Vanillepulver | eine Prise Anispulver | eine kleine Prise Salz | 60 Gramm Blaubeeren

Zubereitung:

Alle Zutaten außer den Blaubeeren mit dem Mixer gut verrühren. Die Blaubeeren vorsichtig unterheben und die Masse in vier Förmchen füllen. Bei Ober- und Unterhitze im Backrohr bei 170° Celsius für 15 Minuten backen.

Ingwer Creme mit Schokolade

Kalorien: 87,5 kcal | Eiweiß: 10,1 Gramm | Fett: 9,2 Gramm | Kohlenhydrate: 14,8 Gramm
Zutaten für eine Person:

50 Gramm Frischkäse | 80 Gramm Joghurt | 1 TL Kokosblütenzucker | eine Messerspitze Ingwer gerieben | 2 Tropfen Vanillearoma | etwas Orangenabrieb | 15 Gramm flüssige Schokolade

Zubereitung:

Alle Zutaten mit dem Schneebesen gut verrühren und schon ist die leckere Nachspeise fertig.

Schoko Pancakes

Kalorien: 200 kcal | Eiweiß: 8,8 Gramm | Fett: 10 Gramm | Kohlenhydrate: 17,2 Gramm

Zutaten für vier kleine Pancakes:

50 ml Walnussmilch | 1 Ei | 2 EL Mehl | eine Messerspitze Weinstein Backpulver | 1 EL Kakao | eine Messerspitze Zimt gemahlen | 1 TL Butter zum Backen

Zubereitung:

Die Zutaten bis auf die Butter zum Backen mit dem Schneebesen oder Mixer zu einem dicken Pancakes Teig verrühren. Die Butter in der Pfanne erhitzen und vier kleine Pancakes backen. Jeden Pancake für etwa 2 Minuten pro Seite backen.

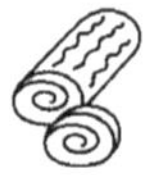

Gefüllte Palatschinken

Kalorien: 227,9 kcal | Eiweiß: 10,1 Gramm | Fett: 11 Gramm | Kohlenhydrate: 20,5 Gramm

Zutaten für eine Person:

Für die Palatschinken

80 ml Sojamilch | 1 Ei | 2 EL Mehl | eine Prise Salz | 1 TL Walnussöl zum Backen

Für die Füllung

2 EL Frischkäse | 3 Orangenfilets | 2 Erdbeeren | 1 TL Minze gehackt

Zubereitung:

Aus den Zutaten für die Palatschinken einen Teig rühren und im heißen Walnussöl zwei dünne Palatschinken backen. Die Zutaten für die Fülle pürieren und die Palatschinken damit bestreichen und einrollen.

Snacks

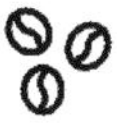

Gepoppte Kichererbsen scharf

Kalorien: 159,4 kcal | Eiweiß: 5,3 Gramm | Fett: 8,5 Gramm | Kohlenhydrate: 14,3 Gramm

Zutaten für eine Person:

100 Gramm Kichererbsen gekocht | 1 Chili gehackt | 2 dünne Scheiben Ingwer | 2 Kaffir Limettenblätter in Streifen geschnitten | Salz | 1 EL Olivenöl

Zubereitung:

Die Kicherebsen mit Chili, Ingwer, Limettenblätter, Salz und Olivenöl gut vermengen und auf ein mit Backpapier ausgelegtes Blech legen. Im Backrohr bei 180° Celsius für 8 Minuten backen.

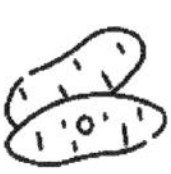

Süßkartoffel Chips aus dem Backrohr

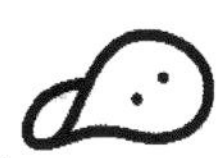

Kalorien: 247,6 kcal | Eiweiß: 2,2 Gramm | Fett: 14,4 Gramm | Kohlenhydrate: 25,5 Gramm

Zutaten für eine Person:

100 Gramm Süßkartoffel | 2 EL Olivenöl | Salz | Chilipulver | 1 TL Paprikapulver | 1/2 TL Ingwerpulver

Zubereitung:

Die Süßkartoffeln hauchdünn hobeln und mit Olivenöl, Salz, Chili, Paprika und Ingwer marinieren. Auf einem Backblech verteilen und bei 200° Celsius für 15 Minuten backen. Du kannst sie auch in der Heißluftfritteuse oder in der Ölfritteuse frittieren.

Grünkohl Chips

Kalorien: 131,1 kcal | Eiweiß: 5,5 Gramm | Fett: 10,1 Gramm | Kohlenhydrate: 3,5 Gramm

Zutaten für eine Person:

100 Gramm Grünkohl |1 EL Olivenöl | 1 TL Sesamsamen | 1 TL Hefeflocken | Salz | Pfeffer | etwas Zitronenabrieb

Zubereitung:

Den Kohl in mundgerechte Stücke zupfen und mit Olivenöl, Sesam, Hefeflocken, Salz und Pfeffer marinieren. Bei 180° Celsius für 5 Minuten im Backrohr backen, die Blätter wenden und weitere 4 Minuten backen. Mit dem Zitronenabrieb verfeinern.

Chili Hummus im Salatblatt

Kalorien: 180,5 kcal | Eiweiß: 6 Gramm | Fett: 11 Gramm | Kohlenhydrate: 13 Gramm

Zutaten für eine Person:

80 Gramm Kichererbsen aus der Dose | 1 Chili | 20 Gramm eingelegte Paprika | 1 TL Tahini | 1 TL Zitronensaft | 1 Stängel Koriander | Salz | Pfeffer | 1 EL Olivenöl | 2 Blätter Kopfsalat

Zubereitung:

Die Kichererbsen mit dem Chili, der Paprika, der Tahini, dem Zitronensaft und dem Koriander in den Mixer geben. Zu einer Creme pürieren und mit Salz und Pfeffer abschmecken. In Salatblätter streichen, einrollen und genießen.

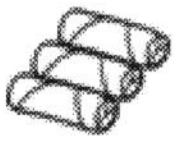

Sommerrollen vegetarisch

Kalorien: 71,2 kcal | Eiweiß: 2,5 Gramm | Fett: 1,4 Gramm | Kohlenhydrate: 11,8 Gramm

Zutaten für eine Person:

2 Reisblätter | 20 Gramm Karotte in feine Streifen geschnitten | 20 Gramm Kohlrabi in feine Streifen geschnitten | 20 Gramm Gurke in feine Streifen geschnitten | 20 Gramm Chinakohl in feine Streifen geschnitten | 2 EL Koriander grob gehackt | 1 EL Sojasauce | eine Messerspitze Chilipulver | 2 EL Erdnuss-Sauce

Zubereitung:

Die Reisblätter halbieren und kurz in Wasser tauchen, damit sie geschmeidig werden. Die restlichen Zutaten vermengen und abschmecken. Die Blätter damit befüllen und einrollen. Mit feuchten Händen von außen glatt streifen, damit die Rollen auch gut halten. Du kannst die Rollen mit sämtlichem Gemüse nach Wahl füllen. Du kannst sie auch in einer Pfanne ohne Fett backen und zu Frühlingsrollen verwandeln.

Gegrillter Gemüsespieß

Kalorien: kcal | Eiweiß: Gramm | Fett: Gramm | Kohlenhydrate: Gramm

Zutaten für eine Person:

Zubereitung:
2 Kirschtomaten | 2 Champignons | 2 Röschen Brokkoli | 20 Gramm geräucherter Tofu | 20 Gramm schnittfester Feta | Salz | Pfeffer

Zubereitung:

Alle Zutaten auf zwei kleine Holzspieße fädeln, salzen und pfeffern und in einer beschichteten Pfanne von allen Seiten anbraten. Diese kleinen Spieße eignen sich auch hervorragend fürs BBQ, als Finger-Food und Party Snack.

Dein 30-Tages Plan

Du suchst dir die Rezepte einfach aus dem Rezeptbuch aus. Du kannst natürlich auch variieren, achte dabei jedoch auf die Kalorien und deinen täglichen Gesamtumsatz.

1. Tag:

Frühstück: Kokoswasser Smoothie mit Ananas und Rucola Seite 24
Mittags: Matcha Smoothie mit Beeren Seite 23
Nachmittags: Ananas und Staudensellerie Saft Seite 27
Abends: Fisch mit Kressesauce Seite 83

2. Tag:

Frühstück: Limette, Gurke, Koriander und Ingwer Saft Seite 24
Mittags: Salat mit scharfem Huhn Seite 31
Nachmittags: Smoothie mit Granatapfel, Zimt und Kresse Seite 29
Abends: Smoothie mit Banane, Ingwer und Kokoswasser Seite 26

3. Tag:

Frühstück: Drink mit Beeren und Spinat Seite 29
Mittags: Kakao Smoothie mit Banane Seite 22
Nachmittags: Kurkuma Rucola Drink Seite 28
Abends: Garnelen mit roter Bete Seite 84

4. Tag:

Frühstück: Kichererbsen Hummus mit Staudensellerie Seite 11
Mittags: Smoothie mit Dattel, Staudensellerie und Limette Seite 23
Nachmittags: Saft aus Pak Choi und Ananas Drink Seite 30
Abends: Tintenfisch in Knoblauch

5. Tag:

Frühstück: Kokoswasser mit Sellerie Seite 30
Mittags: Buddha Bowl mit Kicherbsen Seite 52
Nachmittags: Kiwismoothie mit Chiasamen und Feldsalat Seite 25
Abends: Hoi Sin Wok Seite66

6. Tag:

7. Tag:

8. Tag:

9. Tag:

10. Tag:

11. Tag:

12. Tag:

Frühstück: Quinoabrei mit Beeren Seite **20**
Mittags: Kakao Smoothie mit Banane Seite **22**
Nachmittags: Limette, Gurke, Koriander und Ingwer Seite **24**
Abends: Lady Steak mit Kürbis Seite **79**

13. Tag:

Frühstück: Kiwi Smoothie mit Chiasamen und Feldsalat Seite **25**
Mittags: Salat mit gebratenem Fisch Seite **34**
Nachmittags: Saft aus Pak Choi und Ananas Seite **30**
Abends: Pute mit Apfel und Pilzen Seite 8**1**

14. Tag:

Frühstück: Dicke Bohnen mit Dattel als süßer Hummus Seite **15**
Mittags: Smoothie mit Granatapfel, Zimt und Kresse Seite **29**
Nachmittags: Kokoswasser mit Sellerie Seite **30**
Abends: Chia Huhn Seite **86**

15. Tag:

Frühstück: Kakao Smoothie mit Banane Seite **22**
Mittags: Gefüllte Hühnerbrust mit scharfem, schwarzem Hummus Seite **42**
Nachmittags: Saft aus Apfel, Karotte und Ingwer Seite **27**
Abends: Lammragout mit Möhren Seite **80**

16. Tag:

Frühstück: Scharfer Tomatensalat Seite **17**
Mittags: Spinatsmoothie mit Apfel und Möhre Seite **26**
Nachmittags: Matcha Smoothie mit Beeren Seite **23**
Abends: Buchweizen Pasta mit Käsesauce Seite **64**

17. Tag:

Frühstück: Buchweizenporridge süß Seite **18**
Mittags: Ananas, Kokos und Petersilien Smoothie Seite**21**
Nachmittags: Matcha Smoothie mit Beeren Seite **23**
Abends: Kurkuma Rind nach Sirt Art Seite **86**

18. Tag:

Frühstück: Smoothie mit Banane, Ingwer und Kokoswasser	Seite **26**
Mittags: Saft aus Karotten, Ingwer, Koriander und Limette	Seite **21**
Nachmittags: Gepoppte Kichererbsen scharf	Seite **97**
Abends: Seitanschnitzel natur mit Staudensellerie	Seite **67**

19.Tag:

Frühstück: Rote Bete Saft mit Kresse und Kurkuma	Seite **25**
Mittags: Salat mit Räucherlachs	Seite **33**
Nachmittags: Drink mit Beeren und Spinat	Seite **29**
Abends: Fruchtiger Linsen Dhal	Seite **74**

20. Tag:

Frühstück: Matcha Smoothie mit Beeren	Seite **23**
Mittags: Salat mit Tempeh	Seite **36**
Nachmittags: Kiwi Smoothie mit Chiasamen und Feldsalat	Seite **25**
Abends: Veganes Moussake	Seite **70**

21. Tag:

Frühstück: Kakao Smoothie mit Banane	Seite **22**
Mittags: Salat mit Seitan	Seite **37**
Nachmittags: Spinatsmoothie mit Apfel und Möhre	Seite **26**
Abends: Vegane Lasagne	Seite **71**

22. Tag:

Frühstück: Buchweizen Porridge pikant	Seite **19**
Mittags: Salat mit Tofu	Seite **35**
Nachmittags: Matcha Smoothie mit Beeren	Seite **23**
Abends: Linsenbratlinge	Seite **75**

23. Tag:

Frühstück: Buchweizen Porridge süß	Seite **18**
Mittags: Pute orientalisch	Seite **46**
Nachmittags: Kokoswasser mit Sellerie	Seite **30**
Abends: Kohlrabi Rostbraten	Seite **72**

24. Tag:

Frühstück: Matcha Smoothie mit Beeren	Seite **23**
Mittags: Tempeh mit Sprossen	Seite **57**
Nachmittags: Grünkohlchips	Seite **98**
Abends: Gegrillte Violetta Kartoffeln mit Hummus Dip	Seite **78**

25. Tag:

Frühstück: Quinoabrei mit Beeren	Seite **20**
Mittags: Buddha Bowl mit Kichererbsen	Seite **52**
Nachmittags: Sommerrolle vegetarisch	Seite **99**
Abends: Shashuka nach Sirt Art	Seite **87**

26. Tag:

Frühstück: Linsen Hummus mit Möhren	Seite **12**
Mittags: Gefüllte Hühnerbrust mit Spinat	Seite **41**
Nachmittags: Chili Hummus im Salatblatt	Seite **98**
Abends: Seitan indisch	Seite **69**

27. Tag:

Frühstück: Quinoabrei mit Beeren	Seite **20**
Mittags: Buchweizen One Pot	Seite **59**
Nachmittags: gepoppte Kichererbsen	Seite **97**
Abends: Buchweizen Pasta mit Kürbis	Seite **65**

28. Tag:

Frühstück: Beerenteller	Seite **16**
Mittags: Low Carb Burger	Seite **51**
Nachmittags: Schokopudding	Seite **88**
Abends: Buchweizen Pasta mit Kokossauce	Seite **63**

29. Tag:

Frühstück: Kichererbsen Hummus mit Staudensellerie	Seite **11**
Mittags: Grüner Mangosalat mit Ingwer und Kokos	Seite **40**
Nachmittags: Apfel-Pancakes	Seite **90**
Abends: Seitan indisch	Seite **69**

30. Tag:

Impressum

Alle Inhalte dieses Ratgebers wurden nach bestem Wissen und Gewissen verfasst und nachgeforscht. Allerdings kann keine Gewähr für die Ausführlichkeit und Vollständigkeit der enthaltenen Informationen gegeben werden. Der Herausgeber haftet für keine nachteiligen Auswirkungen, die in einem direkten oder indirekten Zusammenhang mit den Informationen dieses Ratgebers stehen.

Covergestaltung: www.fiverr.com
Coverfoto. www.Shutterstock.com

Kontakt: Lisa Steininger
3923 Jagenbach 53
lisa.steininger95@gmx.at

Printed in Germany
by Amazon Distribution
GmbH, Leipzig

18656660R00066